现代妇产科
诊疗研究

王敬敏　张　玲　丁倩倩　韩春英　韩佳佳　刘　喆◎主编

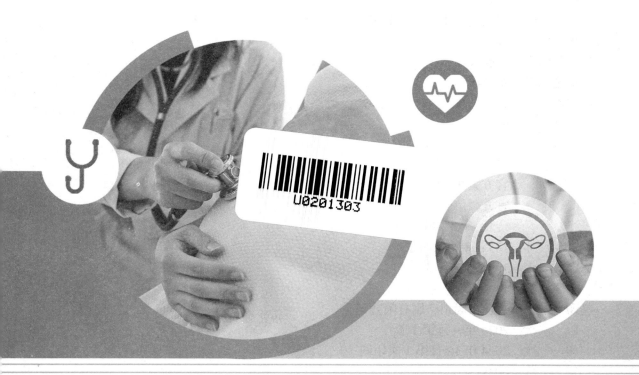

四川科学技术出版社

图书在版编目（CIP）数据

现代妇产科诊疗研究 / 王敬敏等主编 . -- 成都：
四川科学技术出版社 , 2024. 9. -- ISBN 978-7-5727
-1510-5

Ⅰ . R71

中国国家版本馆 CIP 数据核字第 2024ZF5776 号

现代妇产科诊疗研究

XIANDAI FUCHANKE ZHENLIAO YANJIU

主　　编	王敬敏　张　玲　丁倩倩　韩春英　韩佳佳　刘　喆
出 品 人	程佳月
责任编辑	税萌成
助理编辑	翟博洋
封面设计	星辰创意
责任出版	欧晓春
出版发行	四川科学技术出版社
	成都市锦江区三色路 238 号　邮政编码　610023
	官方微博　http://weibo.com/sckjcbs
	官方微信公众号　sckjcbs
	传真　028-86361756
成品尺寸	185 mm × 260 mm
印　　张	7
字　　数	140 千
印　　刷	三河市嵩川印刷有限公司
版　　次	2024 年 9 月第 1 版
印　　次	2024 年 12 月第 1 次印刷
定　　价	60.00 元

ISBN 978-7-5727-1510-5

邮　　购：成都市锦江区三色路 238 号新华之星 A 座 25 层　邮政编码：610023
电　　话：028-86361770

编委会

前　言

　　妇产科学作为由社会进步和医疗实务推动产生的医学领域，经历了逐步完善的过程。随着现代医学知识的累积和医疗科技的飞速发展，妇产科学已然成了一个既能自我独立又能衍生出众多子领域的学科，与内科、外科和儿科等其他重要学科并驾齐驱。

　　妇产科学主要关注的是女性的生殖系统的生理、病理变化及生育调控，包括那些并非由疾病引发的情况，如妊娠、分娩过程中的管理，医疗保健评估等。现代分子生物学、基因工程、生殖激素调节以及免疫学的深度发展，不仅丰富并拓展了妇科领域的知识体系，也使得我们能够更有效地预防和处理各类妇科问题，从而保护女性的身体健康和生育能力。为了进一步满足当代妇产科的临床诊疗需求，提高医生们的诊断水平和服务质量，笔者特别编写此书以展示当代妇科领域新的技术进展和护理理念，以便更好地服务广大的女性群体。

　　本书介绍了妇产科领域的基础理论和基本技能，侧重于临床实践，深入分析疾病的发生原因、病理过程、诊断方法、治疗方式，旨在引导读者培养实践性思维。本书条理清晰、层级清楚，详细阐述了妇产科各类疾病的诊疗方法。本书涵盖了丰富的专题并提供了翔实的数据，强调诊断与治疗的标准流程，实用价值突出，可供从事妇产科医学实践的专业医生、医学生以及对医药领域有兴趣的人士阅读借鉴。本书着眼于临床实际，旨在为临床医生提供一个清晰明了的诊疗思路，使妇产科医生进一步提高专业技能。

CONTENTS 目录

第一章　女性生殖器官发育及解剖

胎儿性分化和生殖器官发育主要依赖于位于性染色体中的独特基因。如果胚胎中没有包含 Y 染色体，那么就没有男性性分化相关的基因及表达产物；在两个 X 染色体的作用下，原始性腺和内生殖器始基向女性化发育。除了解剖学位置紧靠泌尿系统之外，女性生殖器官也同样由体腔上皮、内胚层和外胚层共同组成并发展而来。泌尿系统的成长也会对其有所影响，反之亦然。

第一节　女性生殖器官发育

女性生殖器官的成长过程可以被划分为两个阶段：性未分化阶段（胚胎 6 周之前）与性分化阶段。

一、性未分化阶段

当前阶段的男、女胚胎拥有相同的原始性腺、内生殖器和外生殖器。

（一）原始性腺形成

位于胚胎卵黄囊位置的原始性腺细胞会向后肠肠系膜移动至第 10 胸椎水平处的体腔背部的间质中。这些初级生育细胞一旦抵达该区域，便会刺激中肾以及身体内部皮肤附近的间胚叶细胞增殖，最终形成了两组生殖嵴。覆盖于生殖嵴表面的柱状体腔上皮也被称作生殖上皮。到了胚胎发育第 6 周的时候，这层生殖上皮就会凹陷并且进一步扩大成为一条线性的、从生殖嵴延伸出来的中胚层组织，这就是所谓的性索。其中一部分性索细胞环绕原始生殖细胞（PGCs）。

（二）内生殖器始基形成

初级的卵巢与睾丸大约是在胚胎第 6 周时出现的，它们的来源是位于早期肾脏中的中肾，随着时间的推移，中肾管会继续下降并且最终会在原始泄殖腔处打开。在这个阶段里，身体内部皮肤从外部肌肉层深处的褶皱部分延伸出来，形成了副中肾管的一部分；副中肾管头部开口于体腔，尾端下行，两侧的部分合并在一起成为一体。此时胚胎同时含有中肾管和副中肾管两种内生殖器始基。

（三）外生殖器雏形形成

大约在胚胎的第 4 周，原始泄殖腔两侧组织成褶，并且在中线的上方融合，这样就构成了生殖结节。第 6 周，尿直肠隔把原始泄殖腔褶分为前后两部分：前面是尿生殖褶，后面是肛门褶。尿生殖褶两侧再次产生一对突起，被称为阴唇阴囊隆起。

二、性分化阶段

在胚胎发育到第 12 周时，临床上才能够清楚地区分男女性别。性别发育由性染色体和基因决定。

（一）性腺分化

当胚胎进入第 6 周时，原始性腺开始分化。

男性胚胎的 Y 染色体性别决定区（SRY）所控制的睾丸决定因子（TDF）会引发两种效应：一是刺激性腺皮质逐渐消退；二是推动性索细胞转变为生精小管的支持细胞。此外，它还会使胚叶细胞演变成间质细胞。在这个过程中，睾丸便形成了。

女性胚胎的 PGCs 会分化为初级卵母细胞，来自体腔上皮的性索皮质的扁平细胞会转变为颗粒细胞，然后与来自间质的卵泡膜细胞一起包围初级卵母细胞形成原始卵泡，从而形成卵巢。之后，卵巢沿着生殖嵴逐渐下降，直至到达盆腔内的特定位置。

（二）内生殖器演变

大约在男性胚胎第 8 周时，衍化为睾丸的支持细胞开始产生名为副中肾管抑制因子（MIF）的糖蛋白，这种物质能够使副中肾管消解。此外，它还作为一个触发器，使睾丸间质细胞释放出睾酮。后者会对中肾管施加影响，促使它们发展成为输精管、附睾、射精管和精囊等结构。如果缺乏了 MIF，那么副中肾管就不退化。

在女性胚胎发育的第 9 周左右，双侧副中肾管上段发育成输卵管，下段融合成一体，纵行间隔消失，形成了子宫和阴道的结构，并被柱状上皮所覆盖。子宫和阴道的结构与泌尿生殖系统相连，内部充满上皮细胞，部分来自泌尿生殖窦。混合的上皮细胞聚集在泌尿生殖窦，形成了副中肾管结节。随着泌尿生殖窦上端细胞增殖，形成了窦阴道球，最终发展成阴道板。阴道板逐渐扩展，使子宫与泌尿生殖窦之间的距离增大。同时，阴道板将泌尿生殖窦分成两部分：上部形成膀胱和尿道，下部化为真正的尿生殖窦和阴道前庭。在胚胎发育至 11 周时，阴道板中心部分细胞开始退化，发生腔化，最终形成阴道。如果没有出现 MIF，中肾管就会消失。大约 1/4 的女性身体中有残留中肾管的痕迹，比如在卵巢系膜的卵巢冠、卵巢旁冠以及子宫旁和阴道侧壁的中肾管囊肿。

（三）外生殖器发育

随着内生殖器的发育，男性胚胎睾丸间质细胞分泌的雄激素经由靶器官内 5α-还原酶的催化作用，转化为双氢睾酮，与其相对应的受体结合，导致生殖结节发育为阴茎，泌尿生殖褶融合、封闭；同时促使阴唇阴囊隆起形成阴囊。

如果没有睾酮参与，生殖结节会逐渐增大，形成阴蒂，同时泌尿生殖褶会变成小阴唇，阴唇阴囊隆起会发育成为大阴唇。

第二节　女性生殖器官解剖

女性的生殖器官由内、外两部分组成，其中内部构造主要存在于骨盆区域，而骨盆的结构和形状则直接关联分娩过程；同时，骨盆底支撑着子宫等内部器官，有助于维持它们的正确位置。此外，内、外生殖器官还与周围的其他器官紧密联系在一起，任何一处器官出现问题都可能波及其他部位。我们需要详细地了解内生殖器、外生殖器、邻近器官及骨盆。

一、内生殖器

女性内生殖器包括阴道、子宫、输卵管和卵巢，而输卵管和卵巢合称为子宫附件。

（一）阴道

1. 阴道组织结构

作为生殖器的一部分，同时也是月经血液排泄和婴儿分娩的路径，阴道的存在是不可忽视的。它位于真骨盆底部中心，呈现出一种上宽下窄的管状结构，前壁长度为 7 ~ 9 cm，并靠近膀胱和尿道；而后壁的长度则为 10 ~ 12 cm，紧挨着直肠。上端围绕住子宫颈阴道部，下端开口于阴道前庭后部。环绕宫颈周围的部分称阴道穹隆，按其位置分为前、后、左、右 4 部分。其中后部的深度最大，并且与直肠子宫陷凹紧密相邻，它是盆腹腔中最低的位置，因此在临床上可以利用这个地方进行针刺或者引流。

阴道壁由黏膜、肌层和弹力纤维组成。阴道黏膜为复层鳞状上皮，无腺体。阴道上端 1/3 处黏膜受性激素影响而有周期性变化。幼女或绝经后阴道黏膜变薄妇女，皱襞少，伸缩性弱，局部抵抗力差，容易受感染。阴道表面有纵行的皱襞柱及与之垂直的横嵴，使阴道壁有较大的伸缩性。阴道肌层由外层纵行与内层环行的两层平滑肌构成，肌层外覆纤维组织膜，其弹力纤维成分多于平滑肌纤维。阴道壁富有静脉丛，受创伤后易出血或形成血肿。

2. 阴道血供与淋巴回流

阴道上、中、下段的供血来源各有不同：阴道上段由子宫动脉的子宫颈 - 阴道支供血，中段则由阴道动脉供血，下段则主要由阴部内动脉和痔中动脉供血。这些动脉均为髂内动脉的分支，在分支处相互连接。阴道上段的淋巴回流与子宫颈类似，而下段的则与外阴相似。

（二）子宫

子宫为倒梨形的器官，是胚胎生长的地方，长 7 ~ 8 cm，宽 4 ~ 5 cm，厚 2 ~ 3 cm，容量约 5 mL，由子宫体和子宫颈组成，子宫体顶部称子宫底，子宫底两侧为子宫角，与输卵管相连。在不同阶段，子宫体和子宫颈之比，青春期前为 1：2，生育期为 2：1，绝经后为 1：1。

子宫峡部是连接子宫体和子宫颈的狭窄部分，其上端在解剖上狭窄，称为解剖学内口，下端因在此处子宫内膜转为子宫颈黏膜，称为组织学内口。子宫峡部在非孕期长约 1 cm。

1. 子宫解剖组织学

子宫体和子宫颈的组织结构不同。

1）子宫体

由浆膜层、肌层与子宫内膜层构成。

浆膜层：为覆盖子宫体的盆腔腹膜，与肌层紧连不能分离。在子宫峡部处，两者结合较松弛，腹膜向前反折覆盖膀胱底部，形成膀胱子宫陷凹，反折处腹膜称膀胱子宫反折腹膜。在子宫后面，子宫体浆膜层向下延伸，覆盖子宫颈后方及阴道后穹隆再折向直肠，形成直肠子宫陷凹（亦称道格拉斯陷凹）。

肌层：由大量平滑肌组织、少量弹力纤维与胶原纤维组成，非孕时厚约 0.8 cm。子宫体肌层可分 3 层。①外层，肌纤维纵行排列，极薄，是子宫收缩的起始点；②中层，占肌层大部分，呈交叉排列，在血管周围呈"8"字形围绕血管；③内层，肌纤维环行排列。子宫体肌层内有血管穿行，肌纤维收缩可压迫血管，能有效地制止子宫出血。

子宫内膜层：子宫内膜与肌层直接相贴，其间没有内膜下层组织。内膜可分 3 层，分别为致密层、海绵层及基底层。致密层与海绵层对性激素敏感，在卵巢性激素影响下发生周期性变化，又称功能层。基底层紧贴肌层，对卵巢性激素不敏感，无周期性变化。

2）子宫颈

连接于子宫顶部的部位被称为解剖学内口，这是由于它的结构相对紧凑而命名。在这个位置以下的部分是组织学内口。子宫颈腔呈梭形，称子宫颈管，成年妇女子宫颈管长度为 2.5 ~ 3.0 cm。子宫颈管内的黏膜呈纵行皱襞。最底部是子宫颈外口，还没有经历分娩的女性的子宫颈外口呈圆形；然而已经有过分娩经历的女性的子宫颈外口更加复杂和多样，可见大小不等的横裂，分为前唇及后唇。

子宫颈主要是由结缔组织组成的，其中含有一些弹性纤维和平滑肌。子宫颈管内膜是由单层柱状上皮组成的，这一层黏膜内腺体可以分泌碱性黏液，从而形成子宫颈管内的黏液栓，堵塞在子宫颈口。性激素对黏液栓成分和性状产生周期性影响。子宫颈阴道部被复层鳞状上皮所覆盖。宫颈鳞状上皮和柱状上皮相接触处，被称为鳞 – 柱状交接部。根据其形态学变化分为原始鳞 – 柱状交接部和生理鳞 – 柱状交接部。

从胚胎时期开始，来自泌尿生殖窦的鳞状上皮向头侧生长并抵达子宫颈的外缘，

形成了原始的鳞 – 柱状交接部。女性进入青春期后，受到雌激素的影响，子宫颈逐渐增大且变得更厚实，宫颈管柱状上皮以及其下的间质成分到达子宫颈阴道部，这使原始的鳞 – 柱状交接部往外延伸。当这种变化发生在阴道的酸性环境中或者出现感染等原因，原本位于子宫颈阴道部的柱状上皮会被鳞状上皮所取代，从而产生新的鳞 – 柱状交接部，被称为生理鳞 – 柱状交接部。而生理鳞 – 柱状交接部和原始鳞状 – 柱状交接部之间存在的区域则被称为转化区。在转化区形成过程中，新生成的鳞状上皮会覆盖住子宫颈腺管口或伸入腺管将腺管口堵塞，腺管周围的结缔组织增生或形成瘢痕压迫腺管，最终造成腺管的狭窄甚至阻塞，进而导致腺体分泌物积聚在这些腺管内形成囊肿，这就是所谓的子宫颈腺囊肿。因此，子宫颈腺囊肿可以作为识别转化区的标志。在妇女绝经之后，雌激素水平降低，子宫颈萎缩，原始鳞 – 柱状交接部退回至子宫颈管内。子宫颈癌早期病变的高发区域就是子宫颈转化区。

在转化区形成过程中，表面的柱状上皮会逐渐被鳞状上皮所取代，这个替换的过程有两种不同的机制。

（1）鳞状上皮化生

若鳞 – 柱交接处于子宫颈阴道部，那么暴露在外面的柱状上皮会受到阴道环境的影响，导致其下的未分化储备细胞生长并且转变为鳞状上皮，接着是柱状上皮剥离，由复层鳞状细胞取代，这个过程被称为鳞状上皮化生。偶尔，这种新产生的复层鳞状细胞可以发展成完全成熟的角化细胞，但是通常都是形状和尺寸相似且有较大核心的未成熟鳞状细胞，没有明显的三层结构（表面层、中间层和底部），也没有核深染、异型或异常分裂现象。化生的鳞状上皮既不同于子宫颈阴道部的正常鳞状上皮（因为它们之间存在一条边界），也不等同于不典型的增长，因此不能将其混淆。子宫颈管腺上皮也可鳞化而形成鳞化腺体。

（2）鳞状上皮化

子宫颈阴道部的鳞状上皮可以直接生长到柱状上皮与基底膜之间，直至柱状上皮完全脱落被鳞状上皮替代，这被称为鳞状上皮化现象，通常出现在子宫颈糜烂愈合过程中。愈合后的上皮与子宫颈阴道部的鳞状上皮没有明显差异。

2. 子宫韧带

子宫韧带主要是由结缔组织增生而来，一些含有平滑肌，具备支撑子宫位置的作用。子宫韧带总共有 4 对。

1）阔韧带

阔韧带是子宫两侧翼形腹膜皱褶。起自子宫侧浆膜层，止于两侧盆壁；上缘游离，下端与盆底腹膜相连。阔韧带由前后两叶腹膜及其间的结缔组织构成，疏松，易分离。阔韧带上缘腹膜向上延伸，内 2/3 包绕部分输卵管，形成输卵管系膜；外 1/3 包绕卵巢血管，形成卵巢悬韧带，又称骨盆漏斗韧带。阔韧带内有丰富的血管、神经及淋巴管，统称为宫旁组织，阔韧带下部还含有子宫动静脉、其他韧带及输尿管。

2）圆韧带

圆韧带是长度为 12 ~ 14 cm 的圆形条状韧带，起源于双侧宫角前方，经过阔韧带和腹股沟内部，最终止于大阴唇前端。由结缔组织和平滑肌组成的圆韧带，其肌纤维与子宫肌纤维连接，能够维持子宫底向前倾的位置。

3）主韧带

主韧带位于阔韧带下部，横行于子宫颈阴道上部与子宫体下部侧缘达盆壁之间，又称子宫颈横韧带。由结缔组织及平滑肌组成，与子宫颈紧密相连，起固定子宫颈的作用。子宫血管与输尿管下段穿越此韧带。

4）宫骶韧带

宫骶韧带是结缔组织和平滑肌纤维牵拉子宫颈向后、向上，保持子宫处于前倾位置的筋膜，起始于子宫颈后方上部两侧（相当于子宫峡部水平），环绕直肠，最终延伸到第 2 ~ 3 骶椎前面，表面被腹膜覆盖，结构短而厚，具有韧性。

由于前述 4 对子宫韧带的拉伸以及盆底组织的支撑效果，子宫保持在轻微的前倾和前屈状态。

3. 子宫的血供

子宫由髂内动脉前干分支供血。这个血管从骨盆的一侧延伸到另一侧，然后深入并穿越阔韧带的基础部分，大约于子宫峡部的外部两侧各 2 cm 的地方跨越输尿管。之后，它被划分为两个主要的部分，其一被称为子宫体支，比较大且弯曲，沿着子宫的一侧向上行走，当到达宫角时，它会进一步分解成三个子分支，宫底支（覆盖宫体的底部）、卵巢支（和卵巢动脉的终点相连）以及输卵管支（覆盖输卵管区域）；另一个是称为子宫颈 – 阴道支的小而纤细的分支，负责覆盖子宫颈和阴道的顶端。

4. 子宫的淋巴回流

子宫体与子宫颈的淋巴回流不尽相同。

子宫体的淋巴循环方式有 5 种：①其底部的淋巴会通过阔韧带上部淋巴网到达卵巢，并继续上升直至腹主动脉旁淋巴结；②部分来自子宫的前侧区域或者经过了圆形肌肉纤维而回流到腹股沟淋巴结；③从位于下方的部分子宫向两侧延伸进入阴道周围组织（包括封闭通道），然后抵达内脏外围的大小血管处形成的一个大型集合点；④从背面的部位开始顺着连接于肠道与生殖器的软膜结构流动最后汇集在了肛门周边的一些淋巴结；⑤直接由前面朝下的方向回到尿道的某些特定位置上的浅表性泌尿系统中的某个特定的淋巴结。

子宫颈淋巴回流路径包括：子宫旁、闭孔、髂内、髂外和髂总淋巴结，最终回流至腹主动脉旁淋巴结和（或）骶前淋巴结。

（三）输卵管

输卵管是输送受精卵的管道，也是卵子与精子结合的地方。

1. 形态

从两边子宫角延伸出的通道长度为 8 ~ 14 cm。其内部连接着子宫角并穿过位于顶部的输卵管系膜，外部则有 1.0 ~ 1.5 cm 的部分是游离的（即伞部）。依据形态差异，输卵管可被划分为四个区域：首先是间质部，它藏匿于子宫壁中，较短且腔道狭小，大约只有 1 cm 的长度；其次是峡部，它是衔接间质部的外侧部位，长度可有 2 ~ 3 cm，管道的宽度大概在 2 mm；再次是壶腹部，位于峡部之外，长度可有 5 ~ 8 cm，管道的宽度能有 6 ~ 8 mm；最后便是输卵管最外面的伞部，这个部分是完全独立并且暴露在外面的，它的出口通往腹腔，管口处有指状突起结构，具有收集卵子的功能。

2. 解剖组织学

由浆膜层、平滑肌层及黏膜层组成。

1）浆膜层

浆膜层由富含血管和疏松结缔组织和间皮构成。

2）平滑肌层

平滑肌层分为外纵、内环两层。外层纵向排列；内层呈环状，与环绕输卵管的血管平行。平滑肌层有规律地收缩可导致输卵管从远端向近端进行蠕动。

3）黏膜层

由单层高柱状上皮和固有层构成，内含有纤毛细胞、非纤毛细胞、楔状细胞和未分化细胞。这 4 种细胞各自有不同的功能：纤毛细胞利用纤毛的摆动来推动卵子运输；非纤毛细胞可以分泌使过碘酸希夫染色（PAS）呈阳性的物质（如糖原），也可以称为分泌细胞；楔状细胞可能是非纤毛细胞的前体；未分化细胞也被称为游走细胞，是上皮的储备细胞。

输卵管的肌肉收缩和黏膜上皮细胞的形态、分泌和纤毛摆动都受到卵巢激素的调控，呈现周期性变化。

3. 输卵管的血供

输卵管受子宫动脉上支（子宫体支）的分支（输卵管支）供血。

4. 输卵管的淋巴回流

与卵巢淋巴回流相同。

（四）卵巢

卵巢是生成和排出卵子，并产生甾体激素的性器官。

1. 形态

卵巢呈扁椭圆形，并处于输卵管的后下方。被称为卵巢门的位置是通过卵巢系膜连接到阔韧带后叶的部分，这是通向卵巢的主要通道之一——血管与神经从这里进入或离开卵巢内部组织。其内的两侧分别由两个主要结构支撑着：一个是在卵巢前方靠近子宫颈处的卵巢固有韧带；另一个则是卵巢悬韧带，它们都起到了对整个附件组织的支持作用。当女性还未步入成熟阶段时，卵巢较小且表面光滑；一旦开始排卵，卵巢表面逐渐凹凸不平，呈灰白色。体积随年龄不同而变异较大，生殖年龄妇女卵巢大小约 4 cm×3 cm×1 cm，重 5～6 g，绝经后卵巢逐渐萎缩变小变硬。

2. 解剖组织学

卵巢没有被腹膜覆盖，其表层是由单层立方上皮组成，下面是一层纤维组织，称为卵巢白膜。白膜下的卵巢组织可分为皮质和髓质两部分：皮质位于外层，包含数以千计的原始卵泡和不同发育程度的囊状卵泡，随着年龄增大，卵泡数量减少，皮质层也变薄；髓质是卵巢的中心部分，不含卵泡，与卵巢门相连，含有疏松结缔组织和丰富的血管、神经，还有少量平滑肌纤维与卵巢韧带相连。

3. 卵巢的血供

卵巢得到的血液供应主要来自卵巢动脉。卵巢动脉起源于腹主动脉，向下沿着腰大肌进入盆腔，穿过输尿管与髂总动脉下段，与卵巢悬韧带水平向内，最终通过卵巢系膜进入卵巢内部。在进入卵巢之前，卵巢动脉会分出一些分支供血输卵管，最终与子宫动脉上行的卵巢支在子宫角旁侧相连接。右侧卵巢静脉将血液回流至下腔静脉，而左侧卵巢静脉有时会回流至左肾静脉。

4. 卵巢的淋巴回流

三种途径为：①通过卵巢悬韧带进入卵巢淋巴管，然后向上回流到腹主动脉旁淋巴结；②通过卵巢门淋巴管到达髂内、髂外淋巴结，再经髂总淋巴结至腹主动脉旁淋巴结；③有时会通过圆韧带进入髂外及腹股沟淋巴结。

（五）内生殖器的神经支配

主要由交感神经与副交感神经所支配。交感神经从腹部大动脉前的神经丛分出，这些过度的刺激会继续下降到盆腔并被划为两部分：①骶前神经丛，大部分在子宫颈旁形成骨盆神经丛，分布于子宫体、子宫颈、膀胱上部等；②卵巢神经丛，分布于卵巢和输卵管。骨盆神经丛中含有来自第Ⅱ、Ⅲ、Ⅳ骶神经的副交感神经纤维，以及向心传导的感觉神经纤维。

子宫平滑肌有自主的节律收缩，即使神经完全切除，仍有收缩节律，可以完成分娩，临床上观察到低位截瘫的产妇仍然可以成功地进行自然分娩。

二、外生殖器

女性外生殖器是指生殖器官外部可见的部分，也称为外阴，位于两股内侧，前面是耻骨联合，后面是会阴，包括阴阜、大阴唇、小阴唇、阴蒂和阴道前庭。

（一）外生殖器组织结构

外生殖器包括以下组织。

1. 阴阜

阴阜是指耻骨联合前方隆起的脂肪垫，在青春期发育时，皮肤开始长出卷曲的阴毛，呈三角形状向下延伸，底部两侧的阴毛延伸至大阴唇外侧。阴毛的疏密和颜色因个体和种族而异，属于第二性征之一。

2. 大阴唇

大阴唇是从阴阜开始并沿其下方延伸至会阴处的一对凸出的皮肤褶皱，外侧面为皮肤，大部分女性的大阴唇表面的肌肤存在色素沉着；皮层内包含了皮脂腺与汗腺，内侧面湿润似黏膜。大阴唇内的肌肉组织较为松软，含有大量的静脉、神经和淋巴管道，一旦遭受外界伤害，就可能引发出血，导致剧烈的痛感。

3. 小阴唇

一对隐藏在大阴唇内的薄皱襞被称为小阴唇。它们的尺寸和形态各异，有些可能完全覆盖于大阴唇之下，也有些可能会延伸到大阴唇的外部。双侧的前端部分会相互连接并分成前、后两个部分包裹住阴蒂，其中前面的部分形成了阴蒂包皮，后面的部分形成了阴蒂系带。小阴唇的尾端和大阴唇的尾端相连，并在中央线上产生了阴唇系带。小阴唇表面湿润且略显红色，皮肤由复层鳞状上皮组成，没有长出阴毛，并且含有丰富的皮脂腺，几乎不含汗腺。由于神经末梢众多，因此十分敏感。

4. 阴蒂

阴蒂在小阴唇顶部两侧，有一种类似于男性阴茎的海绵状组织，有着可以勃起的特性。阴蒂分为阴蒂头、阴蒂体和两个阴蒂脚。阴蒂头位于外阴，神经末梢分布密集，非常敏感。两条阴蒂脚各自连接在两侧的耻骨支上。

5. 阴道前庭

阴蒂前庭为两侧小阴唇之间的一个菱形区域，该区域的前部是阴蒂，后部以阴唇系带为界。前庭区域内包括尿道外口、前庭大腺、前庭球及阴道口和处女膜。阴道口与阴唇系带之间有一个浅窝，称为舟状窝（又称阴道前庭窝），在产妇分娩后，这个窝会消失。

1）尿道外口

尿道外口在阴蒂的下方位置，圆形，但周围有褶皱并合拢。在两侧靠后位置有尿道旁腺，其开口非常小，易有细菌潜伏。

2）前庭大腺

前庭大腺也被称为巴氏腺。在大阴唇的后面部分并由肌肉包围着，如黄豆大小，并且左右各一，它的管道很纤细且长度为 1 ~ 2 cm，其内侧开口则是在女性生殖器的前端位置的小阴唇和处女膜之间的地方。当受到外部刺激时，会产生黏液来起到润滑的作用。正常情况下，不能触及前庭大腺；但是假如腺管口出现堵塞，可形成前庭大腺囊肿，则能触及前庭大腺；若伴有感染，可形成脓肿。

3）前庭球

前庭球又称球海绵体，位于前庭两侧，由具有勃起性的静脉丛组成，表面覆有球海绵体肌。

4）阴道口和处女膜

在前庭区域的后面部分，有一片带有微孔的薄膜，称为处女膜，微孔的形状可能是圆形的或者新月形的，尺寸可能很小，可以容纳手指进入。少数膜孔非常小，甚至像网眼一样，或者中间有间隔。不过，有些人的处女膜组织十分坚韧，首次发生性行为可能会导致处女膜撕裂，而经历分娩过程之后，只会留有处女膜痕。

（二）外生殖器的血供

生殖器外部主要靠阴部内动脉供血。这些动脉起源于髂内动脉前干末梢，穿过坐骨大孔的梨状肌下孔后，沿着坐骨棘后面，通过坐骨小孔到达会阴和肛门，再分为四支：①供应直肠下段和肛门区的直肠下动脉；②布满会阴浅部的会阴动脉；③分布在大、小阴唇的阴唇动脉；④分布在阴蒂和前庭球的阴蒂动脉。

（三）外生殖器的淋巴回流

外生殖器及阴道下段的淋巴会回流到腹股沟浅淋巴结，接着大部分汇入腹股沟深淋巴结，少部分汇入髂外淋巴结。

（四）外生殖器的神经支配

外生殖器主要由阴部神经支配，阴部神经是由第Ⅱ、Ⅲ和Ⅳ骶神经的分支所组成，包含了感觉和运动神经纤维。在坐骨结节内侧下方，外生殖器神经分为3个支路：会阴神经、阴蒂背神经及直肠下神经，分布于会阴、阴唇、阴蒂、肛门周围。

三、邻近器官

女性的生殖器和输尿管（盆腔段）、膀胱、尿道、阑尾和直肠等结构邻近。一旦这些部位出现问题，可能会对其他相关器官、组织产生影响，从而增加了确诊和治疗过程中的难度，同时也会给其他组织带来威胁。如果女性的生殖器官出现异常或功能障碍，那么其泌尿系统也有可能受到牵连并表现出相应的症状。

（一）尿道

尿道的入口位于阴蒂下方大约 2.5 cm 的地方。女性的尿道通常较为直立且短小，并且接近阴道，容易引起泌尿系统的感染。

（二）膀胱

膀胱位于子宫及阴道上部前方。膀胱后壁与子宫颈、阴道前壁毗邻，它们之间只有少量的疏松结缔组织，易于分离。由于膀胱子宫陷凹腹膜前覆膀胱顶，后连子宫体浆膜层，因此膀胱是否充盈会影响子宫体的位置。

（三）输尿管

当输尿管向下延伸并穿过骨盆入口时，它会靠近卵巢悬韧带；然后，沿着阔韧带的基底部深入到离宫颈外部约 2 cm 的位置，位于子宫动脉的下方；接着，通过阴道的上部向前移动，最终到达膀胱壁。在盆腔手术或者对子宫动脉结扎时，需要注意保护输尿管血运。

（四）直肠

子宫和阴道位于直肠的前方，骶骨则在直肠的后方。直肠的上端被腹膜覆盖着，当到达中部时，这层腹膜向前移动，覆盖住了子宫的后半段，从而形成了子宫直肠的凹陷区域。

（五）阑尾

阑尾常位于右髂窝内，妊娠期子宫增大时，阑尾可能会逐渐向外上方移动位置。有时阑尾下端会延伸至输卵管和卵巢，如果发生阑尾炎，可能会累及输卵管和卵巢，需要仔细辨别诊断。

四、骨盆

胎儿通过阴道分娩的过程中，骨盆的结构、形状以及其所包含的骨间径与阴道分娩有着紧密的联系。如果骨盆的形状或者骨间径线发生异常，就可能导致分娩出现问题。

（一）骨盆的构造和形状对阴道分娩有着重要影响

1. 骨盆结构对阴道分娩的影响

骶骨、尾骨和左右两块髋骨是构成骨盆的组成部分。

骶骨的外形像三角形，前端凹陷成为骶窝，底部中央向前凸出，构成了骶岬（相当于髂总动脉分叉的位置）。骶岬是妇产科腹腔镜手术的重要标志之一，同时也是测量骨盆内对角径的重要参考点。

骶骨与尾骨相连形成的骶尾关节有一定活动度。在分娩时，向下压迫的胎头会引起尾骨向后移动，加大出口前后径。如果发生骨折或病变，会导致骶尾关节僵硬，尾骨向前凸起，从而造成骨盆出口狭窄，影响分娩过程。

2. 骨盆形状对阴道分娩的影响

根据骨盆形状分为 4 种类型。

1）女型

骨盆入口的形状为横椭圆形，髂骨翼宽且平坦，入口横径稍长于前后径，耻骨弓相对较宽，坐骨棘间距 ≥ 10 cm。这种骨盆是女性正常的骨盆，最适合分娩。在我国女性的骨盆类型中，占比为 52.0% ~ 58.9%。

2）扁平型

骨盆入口形状呈扁椭圆，前后直径短而左右直径长。耻骨弓较宽，骶骨不再呈正常曲度，变直或呈深弧形，因此骶骨较短，导致骨盆较浅。在我国女性中较为常见，占比为 23.2% ~ 29.0%。

3）类人猿型

骨盆入口呈长椭圆形，其横截面尺寸都略微缩小，纵截面则稍微增大。坐骨凹陷较为明显，两边侧壁相对集中，坐骨棘凸出更为显著，耻骨弓较窄，然而骶骨朝后倾斜，因此骨盆的前端显得更狭窄，而后方却更加开阔。类人猿型骶骨通常有 6 节并保持笔直状态，这使得该类型骨盆比其他类型要深一些。在中国女性群体里占比为 14.2% ~ 18.0%。

4）男型

骨盆入口稍微呈三角形状，两侧壁收窄，坐骨棘突出，耻骨弓较窄，坐骨切迹窄而高，骶骨较直且向前倾斜，导致出口后矢状径较短。由于男型骨盆呈漏斗状，常导致难产。这种类型的骨盆相对罕见，在我国女性中占 1.0% ~ 3.7%。

除了种族差异外，骨盆的形态和大小也会受到遗传、营养以及性激素的影响。虽然有理论上的 4 种基本类型，但在临床中更常见的是混合型骨盆。

（二）产科的重要标志

根据耻骨联合上缘、髂耻缘和骶岬上缘的连线将骨盆划分为上、下两部分：上部为假骨盆，下部为真骨盆。假骨盆的前方是腹壁下部组织，两侧是髂骨翼，后方是第 5 腰椎。假骨盆与生育无关，但其某些径线长短与真骨盆的大小有关，测量假骨盆的直径可了解真骨盆情况。真骨盆是胎儿娩出的通道，包括骨盆入口、骨盆腔和骨盆出口。骨盆腔是一个前壁短、后壁长的弯曲管道：前壁由耻骨联合和耻骨支构成，长约 4.2 cm；后壁由骶骨和尾骨组成，后弯长度约 11.8 cm；两侧为坐骨、坐骨棘和骶棘韧带。坐骨棘位于真骨盆腔中部，是判断胎儿先露部位下降程度的重要指标。

判断中骨盆是否狭窄的重要指标是骶棘韧带宽度（即坐骨切迹宽度）。在妊娠时，受性激素的影响，骨盆韧带会变得较为松弛，使得各个关节的活动性稍微增加，这有利于胎儿顺利娩出。

在妇科和产科实践中，狭义的会阴被定义为位于阴道开口至肛门之间的一块柔软且具有一定韧性的肌肉区域，它的宽度从外部到内部逐步缩小成一种楔形结构，表面的覆盖物包括皮肤及其下方的脂肪层、筋膜和部分肛提肌，而内部则是由会阴中心腱构成，也被称为会阴体。妊娠期间，由于会阴组织变软，可以产生较大的伸展性，有助于顺利完成分娩。因此，在生育的过程中需要对会阴加以保护，避免出现会阴撕裂的情况。

（三）骨盆底组织与妇产科病变

骨盆底是由多层肌肉和筋膜组成的软组织，位于骨盆出口。骨盆底包括了外层的会阴浅筋膜、球海绵体肌、坐骨海绵体肌、会阴浅横肌和肛门外括约肌，中层的泌尿生殖膈由上、下两层筋膜和会阴深横肌及尿道括约肌构成，以及内层的肛提肌（由耻尾肌、髂尾肌和坐尾肌构成）和其内、外各覆的一层筋膜。盆底组织的作用是支撑和保持盆腔内脏器的正常位置，如内生殖器、膀胱和直肠等。如果盆底组织结构和功能有问题，可能会导致盆腔内脏器膨出、脱垂或分娩困难；不正确的分娩方式也可能损伤骨盆底组织或影响其功能。

第二章　女性生殖系统生理

第一节　女性各阶段生殖系统生理特点

女性的发育过程是一个逐渐发展的生理过程，它反映了下丘脑－垂体－卵巢轴的功能发育、成熟和衰退过程。根据年龄和生理特点，可以将女性的整个生命周期划分为七个阶段，但这些阶段并没有明显的界线，受遗传、环境、营养等因素影响而存在个体差异。

一、胎儿期

胎儿期指的是自受精卵形成直至胎儿娩出的一段时间，总计约 266 d（以最后一次月经计算则为 280 d）。新生的生命由来自父亲和母亲的 23 对（46 条）染色体构成，而其中的 1 对在性发育中起决定性作用，被称为性染色体。性染色体 X 和 Y 决定了新生儿的性别：当是 XY 合子时，会产生男婴；如果是 XX 合子，就会生成女婴。胚胎 6 周之后，性腺开始分化，如果胚胎细胞没有携带 Y 染色体或者 Y 染色体的短臂上缺少决定男性性别的 TDF 基因，那么性腺分化速度缓慢。到了胚胎 8 ~ 10 周的时候，性腺组织才呈现出卵巢的形态。一旦卵巢形成，由于缺乏雄激素及副中肾管抑制因子，中肾管就会退化，最终两条副中肾管演变成女性生殖道。

二、新生儿期

婴儿出生 4 周内被称为新生儿期。因为女性胎儿受到母亲和胎盘中的雌激素的影响，她们的外阴会较饱满，同时子宫和卵巢也会有一定的生长发展，而乳腺则可能稍微凸出或少许泌乳。然而一旦离开了母体环境，血液里的雌激素浓度就会急剧降低，可能会导致轻微的阴道出血状况发生。所有这些都是正常的生理反应，通常会在短时间内自行恢复正常。

三、儿童期

自出生 4 周直至 12 岁左右的年龄段被称为儿童期。儿童期早期的下丘脑－垂体－卵巢轴功能处于抑制状态，这与下丘脑、垂体对低水平雌激素（ ≤ 10 pg/mL ）的负反馈及中枢性抑制因素高度敏感有关，这也是他们的大脑中心区域对外界环境的影响非常敏锐所致。此期间的儿童身体器官呈现出未成年人的特点：外部私处及其内部组织都十分脆弱且光滑，阴道狭长，无皱襞，细胞内缺乏糖原，阴道酸度低，抵抗力弱，易发生炎症；宫体较小，而宫颈较长，两者比例为 1 : 2，子宫肌层薄；输卵管弯曲而细长；卵巢长而窄，卵泡虽能大量自主生长，但仅发育到窦前期即萎缩、退化。子宫、输卵管及卵巢均位于腹腔内。儿童期后期（约 8 岁后）下丘脑促性腺激素释放激素（GnRH）抑制状态解除，卵巢内卵泡受垂体促性腺激素的影响有一定发育并分泌性激素，但仍达不到成熟阶段。卵巢形态逐步变为扁卵圆形。子宫、输卵管及卵巢逐渐降至盆腔。皮下脂肪在胸、髋、肩部及耻骨前堆积，乳房开始发育，初显女性特征。

四、青春期

青春期是从儿童时期过渡到性成熟期的一个快速生长时期，身体内分泌、生殖系统、体格、心理等逐渐发育成熟。世界卫生组织（WHO）规定青春期为 10 ～ 19 岁。

一般情况下，青少年时期始于 8 ～ 10 岁，此时中枢性负反馈抑制状态解除，从而导致 GnRH 以脉冲的形式释放出来，进而引发了促性腺激素和卵巢性激素水平的上升，同时伴随着第二性征的显现，直至最后达到完全成熟的生殖能力。青少年的发展时间主要是由基因决定的，同时也受到地域环境、身体素质、饮食条件及心理情绪等方面的影响。

当受到促性腺激素的影响时，女性的第一性征会发生变化：卵巢逐渐扩大，卵泡开始发育并且分泌雌激素，生殖器官由儿童形态转变至成年状态。阴部变得更加饱满，大、小阴唇也更丰满且带有色素沉着；阴道的长度和宽度都得到提升，其表层组织更为坚韧且形成褶皱；子宫进一步扩张，尤其是宫体部分显著增长，宫体与宫颈比例达到 2 : 1；输卵管变得更粗壮，弯曲程度降低，同时它的黏膜上布满了众多细小的皱襞和纤毛；卵巢也在不断扩大，内部包含了各种不同发育阶段的卵泡，导致卵巢外形略显凹凸不平。尽管此时已经具备基本的生殖能力，但整体生殖系统仍未完全发展健全。

除了生殖器官外，女性独有的第二性征包括音调变高、乳房发育、出现阴毛和腋毛、骨盆横径比前后径大、胸部和肩部皮下脂肪增多等，这些变化显示出女性的特征。

按照时间顺序，青春期经历了四个不同的阶段，每个阶段都有所交叉，总共需要大约 4.5 年的时间。

（一）乳房萌发

女孩接近 10 岁时，乳房开始萌发，这是女性第二性征最初出现的迹象。通常情况下，经过大约 3.5 年的时间，乳房逐渐发育成熟。

（二）肾上腺功能初现

青春期肾上腺开始增加雄激素的分泌，进而引起阴毛和腋毛的生长，这种现象被称为肾上腺功能初现。阴毛会比腋毛更早开始生长，大约 2 年后才会开始长腋毛。在这个阶段，肾上腺皮质功能逐渐增强，导致血液中的脱氢表雄酮（DHEA）、硫酸脱氢表雄酮（DHEAS）和雄烯二酮水平上升，同时肾上腺 17α- 羟化酶和17，20- 裂解酶的活性也会增强。肾上腺功能初现表明下丘脑 - 垂体 - 肾上腺雄性激素轴的功能正在趋于完善。

（三）生长加速

11 ~ 12 岁的少女在青春期时身高增长速度呈直线上升，平均每年增长 9 cm，月经初潮后生长速度减缓。青春期身体生长速度加快是因为雌激素、生长激素和胰岛素样生长因子-I 的分泌增加。

（四）月经初潮

女性首次经历月经来潮被称为月经初潮，这是青春期的一个重要标志。通常情况下，月经初潮会比乳腺发育的时间晚大约 2.5 年。当体内雌激素足够刺激子宫内膜增殖并产生显著波动的现象发生时，就会导致子宫内膜脱落从而出现月经。然而，因为此时的中枢神经系统对于雌激素的正反馈机制还未发展完善，所以有时候尽管卵泡已经发育成熟但仍然无法排出，因此月经周期往往不够规律。只有经过 5 ~ 7 年的周期性排卵过程才能逐步实现稳定的月经模式。

另外，处于青春期的女孩会经历较大的心理转变，开始有性别意识，对异性产生好奇，情绪和智力也会发生显著的改变，易于激动，想象力和判断力也会明显增强。

五、性成熟期

当女性进入性成熟期后，其卵巢功能成熟会规律性排卵并分泌性激素。这个过程从 18 岁开始，持续时间可达 30 年之久。在此期间内，女性的生殖系统和乳房会在卵巢产生的激素的影响下经历周期性的变动。这段时间被认为是妇女生育能力最强的时候，因此也被称为生育期。

六、围绝经期

围绝经期是指卵巢功能开始减退至最后一次月经的时期，通常在 40 岁左右开始，持续时间短至 1 ~ 2 年，长至 10 余年。这一阶段卵巢功能逐渐减退，卵泡不能正常发育和排出，导致月经不规律，常为无排卵性月经。最终卵巢内卵泡自然耗竭或剩余卵泡对垂体促性腺激素丧失反应，导致卵巢功能衰竭，月经永久停止，即绝经。中国女性的平均绝经年龄约为 50 岁。过去常用"更年期"来描述这一特殊生理变化时期，但由于更年期概念不清晰，1994 年 WHO 废除了"更年期"这一说法，建议使用"围绝经期"，表示从卵巢功能减退到绝经后 1 年内的时期。女性在绝经前后因雌激素水平降低，可能出现血管舒缩障碍和神经系统症状，但大多数女性在机体自主神经系统的调节和适应下，无明显症状。部分女性可能出现潮热、出汗、失眠、抑郁或烦躁等，这一系列体征和心理症状被称为围绝经期综合征。

七、绝经后期

绝经后期为绝经后的生命时期。尽管在这个阶段，卵巢不再分泌雌激素，但其间质仍然可以分泌微量的雄激素。此期由雄激素在外周转化而来的雌酮成为循环中的主要雌激素。女性 60 岁后，她们的身体开始逐步走向老龄化，并最终到达了老年期。这个阶段里，卵巢的功能已经彻底消失，除了整体身体的衰老变化之外，生殖器官也随之萎缩老化，最明显的特征就是雌激素含量降低到无法保持女性第二性征，此期容易受到细菌侵袭导致老年性阴道炎的发生；骨骼代谢异常可能引发骨质疏松症，进而增加骨折的风险。

第二节 卵巢周期和卵巢的分泌功能

女性的性腺是卵巢，其作用主要是生产卵子、排卵和分泌女性激素。从青春期到绝经前，卵巢会周期性地出现形态和功能上的变化，称为卵巢周期。

一、卵泡发育和排卵

在胚胎期，卵泡就已经开始独立发展和闭合；而从青春期起，卵泡便会持续不断地成长、完善，一直延续到绝经之前。

（一）卵泡发育

卵泡的成长过程主要涉及卵巢周期初始阶段和中间阶段，包括卵泡的形成、发展及成熟。

1. 卵巢周期前卵泡形成与发育

卵子的发生始于 PGCs 的形成，PGCs 起源于卵黄囊尾侧的内胚层细胞，在胚胎发育过程中 PGCs 缓慢迁移至生殖嵴表面。胚胎 6 ~ 8 周时，这种类型的 PGCs 的数量就会持续增加，并且其大小也会相应地增加许多，称为卵原细胞，约 60 万个。自胚胎 11 ~ 12 周开始，卵原细胞进入第一次减数分裂，并静止于前期双线期，改称为初级卵母细胞。第一次减数分裂停滞主要与颗粒细胞分泌的某些物质抑制卵母细胞减数分裂的进行有关，如卵母细胞成熟抑制物（OMI）和环磷酸腺苷（cAMP）等。胚胎 16 ~ 20 周时生殖细胞数目达到高峰，两侧卵巢共含 600 万 ~ 700 万个（卵原细胞占 1/3，初级卵母细胞占 2/3）。胚胎 16 周至生后 6 个月，单层梭形前颗粒细胞围绕着停留于减数分裂双线期的初级卵母细胞形成原始卵泡，这是女性的基本生殖单位，也是卵细胞储备的唯一形式。胎儿期的卵泡不断闭锁，出生时约剩 200 万个，儿童期多数卵泡退化，至青春期只剩下约 30 万个。

自胚胎发育起，卵泡就开始了其独立成长和封闭的过程。这个过程并不依赖于促性腺激素，但是它的具体机制还没有完全清楚。

2. 卵巢周期中卵泡发育和成熟

一旦进入青春期，卵泡会经过自主发育向发育成熟推进，这个过程需要受到促性腺激素的刺激。在性成熟期，每个月会发育出一批卵泡（3～11 个），经过募集和选择，通常只有一个卵泡能够达到完全成熟并释放出卵子。其他的卵泡会在发育到一定程度后通过细胞凋亡的方式退化，这个过程被称为卵泡闭锁。一生中，女性通常有 400～500 个卵泡会发育成熟并排卵，大约占总数的 0.1%。

卵泡的发育始于原始卵泡到初级卵泡的转化，这些原始卵泡可以静止在卵巢中长达几十年。原始卵泡的发育远远早于月经周期的开始，而从最初的卵泡发展成窦前卵泡需要超过 9 个月的时间。接下来，从窦前卵泡进入完全成熟的卵泡过程包括两个主要阶段：持续增殖期（1～4 级的卵泡）和快速增长期（5～8 级的卵泡），总计耗时约为 85 d，这个时间跨度覆盖了 3 个完整的月经周期。

依据卵泡的形态、体积、生长速度及组织学特征，我们可以将其发展过程划分为几个阶段。

1）原始卵泡

被称为原始卵泡的结构存在于卵巢皮质浅层，其大小约为 30 μm，由停留于减数分裂双线期的初级卵母细胞被单层梭形前颗粒细胞围绕而形成。初级卵母细胞呈圆形，核较大且形状规则，核仁同样也相对较大并且清晰可见，同时它们的胞质则带有明显的酸性特征。

2）窦前卵泡

当原始卵泡的梭形前颗粒细胞分化为单层立方形细胞后，形成了初级卵泡。初级卵泡的直径约为 60 μm，卵泡内的初级卵母细胞体积增大，核呈泡状，核仁深染，而胞质内则出现更多的高尔基复合体、粗面内质网和游离核糖体。与此同时，初级卵母细胞和颗粒细胞合成和释放糖胺聚糖，在卵母细胞周围形成了透明带（ZP），该透明带由透明带蛋白组成，主要有 ZP1、ZP2、ZP3 和 ZP4。颗粒细胞的胞膜突起能穿过透明带与初级卵母细胞胞膜形成缝隙连接，提供信息和营养传递的通道。

随着初级卵泡颗粒细胞层数增加到 6～8 层（少于 600 个细胞），卵泡逐渐扩大并在卵巢髓质中发展，其尺寸大约为 120 μm，形成次级卵泡。此时，颗粒细胞内的卵泡刺激素（FSH）、雌激素和雄激素三种受体会显现出来，表明它们已经具有对这些激素做出反应的功能。位于卵泡基底膜旁边的梭状细胞会组成两个卵泡膜：一个是卵泡内膜，另一个是卵泡外膜。同时，卵泡内膜细胞出现黄体生成素（LH）受体，具备了合成甾体激素的能力。

3）窦状卵泡

在雌激素和 FSH 的协同作用下，卵泡内的颗粒细胞开始聚集，导致卵泡液增多，最终融合形成卵泡腔，直径增大至 500 μm，形成窦状卵泡。窦状卵泡发育的后期类似于前一个卵巢周期的黄体晚期和当前周期的卵泡早期，此时血清中的 FSH 水平以及其生物活性上升，超过一定阈值后，一组窦状卵泡进入了"生长发育轨道"，这一过程称为"募集"。大约在月经周期的第 7 天，被募集的卵泡群中，具有最低 FSH 阈值的卵泡首先发育为优势卵泡，其他卵泡逐渐退化闭锁，这被称为"选择"。到了第 11 ~ 13 d，优势卵泡的直径增大至约 18 mm，雌激素分泌增多，导致血清雌激素水平达到 300 pg/mL。同时，颗粒细胞内出现了 LH 受体和 PRL 受体。这时形成了排卵前卵泡。

4）排卵前卵泡

卵泡发育的最后一个阶段，也被称为成熟卵泡或格拉夫卵泡，此时卵泡液急剧增加，卵泡腔扩大，卵泡体积显著增大，直径为 18 ~ 23 mm，卵泡向卵巢表面突出，结构依次为：①卵泡外膜，密实的卵巢间质组织，与卵巢间质无明显分界。②卵泡内膜，源自卵巢皮质层间质细胞，细胞为多边形，比颗粒细胞大，富含血管。③颗粒细胞层，环绕卵泡腔的颗粒细胞，细胞为立方形，无血管，营养来源于外周的卵泡内膜。④卵泡腔，充满清澈的卵泡液和雌激素。⑤卵丘，因卵泡腔扩大，颗粒细胞被挤到卵泡一侧，形成卵丘，卵细胞深藏其中。⑥放射冠，环绕卵细胞的颗粒细胞层，呈放射状排列。⑦透明带，放射冠与卵细胞之间的薄透明膜。

（二）排卵

卵细胞嵌入在卵冠丘复合体中，一同从卵巢排出的过程称排卵。这一过程包括卵母细胞完成第一次减数分裂、卵泡壁胶原层分解以及卵子排出等活动。在排卵前，雌二醇（E_2）的分泌会在循环系统中达到高峰（$E_2 \geq 200$ pg/mL），持续至少 48 h，刺激下丘脑释放大量的 GnRH，引发垂体释放促性腺激素，进而出现 LH/FSH 峰值。LH 峰是预示排卵的指标，出现在卵泡破裂前 36 h，持续大约 48 h。在 LH 峰的作用下，第一次减数分裂完成，第一极体排出，初级卵母细胞成熟为次级卵母细胞。次级卵母细胞开始第二次减数分裂，停滞在中期，具备受精能力。排卵前，卵泡黄素化，产生孕酮。LH/FSH 排卵峰和孕酮协同作用，刺激卵泡壁消化形成小孔，称为排卵孔。排卵前，前列腺素显著增加，达到高峰。前列腺素可以促进卵泡壁释放蛋白溶酶，刺激卵巢平滑肌收缩，有助于排卵。排卵通常发生在月经前 14 d 左右，卵子可能会交替从两侧卵巢排出，也可能连续从同一侧卵巢排出。当卵子被排出之后，它会经过一系列的协同过程：通过输卵管伞部捡拾、输卵管壁的蠕动及输卵管黏膜上的纤毛运动来推动其前进至输卵管壶腹与峡部相连处，以待受精。只有成功地结合了精子，才能使卵子完成第二次减数分裂，从而生成受精卵。一旦卵子离开母体，它的受精能力会在 12 ~ 24 h 消失。

二、黄体形成及退化

卵子受精后，胚胎释放的绒毛膜促性腺激素（hCG）会让黄体增大，变成妊娠黄体，然后在妊娠 3 个月后会逐渐退化，随后胎盘会产生并分泌甾体激素来维持妊娠。

如果卵子未受精，黄体会在女性排出成熟卵子的第 9 ~ 10 天开始退化，并持续至第 14 天；然而关于这一现象的具体机制尚未完全明确，推测可能与雌激素溶黄体作用有关，其作用是由卵巢局部前列腺素和内皮素-I 所介导的。黄体退化时黄体细胞逐渐萎缩变小，周围的结缔组织及成纤维组织侵入黄体，组织纤维化，外观色白，称白体。黄体衰退后月经来潮，卵巢中又有新的卵泡发育，开始新的周期。

三、卵巢性激素的合成及分泌

卵巢产生及分泌的激素主要包括雌激素、孕激素和少量雄激素，其都属于甾体激素的一种。排卵前，卵泡膜细胞和颗粒细胞是雌激素的主要来源；排卵后，黄体细胞则分泌大量的孕激素和雌激素。雄激素（睾酮）主要是由卵巢间质细胞和门细胞产生的。

（一）甾体激素的基本化学结构

甾体激素是一种类固醇激素，其基本化学结构为环戊烷多氢菲环。这些激素由 3 个六碳环和 1 个五碳环组成，其中第 1 个环是苯环，第 2 个是萘环，第 3 个是菲环外加环戊烷，它们构成了类固醇激素的核心结构。按照碳原子的数量，可以分为 3 组：① 21 个碳原子为孕激素，包括孕酮，其基本结构是孕烷核；② 19 个碳原子为雄激素，其基本结构为雄烷核；③ 18 个碳原子为雌激素，包括雌二醇、雌酮、雌三醇，其基本结构为雌烷核。

（二）甾体激素的生物合成与分泌

卵巢中激素的合成需要多种羟化酶和芳香化酶的参与，它们都属于细胞色素 P450 超基因家族。在 LH 的作用下，卵泡膜细胞内的胆固醇经过线粒体内细胞色素 P450 侧链裂解酶的催化，形成孕烯醇酮，这是性激素合成的限速步骤。孕烯醇酮合成雄烯二酮有两条途径，分别是 Δ^4 和 Δ^5。卵巢在排卵前主要通过 Δ^5 途径合成雌激素，而在排卵后则可以通过 Δ^4 和 Δ^5 两条途径合成雌激素。孕酮的合成主要通过 Δ^4 途径。卵巢中雌激素的合成是由卵泡膜细胞和颗粒细胞在 FSH 和 LH 的共同作用下进行的：LH 与卵泡膜细胞的 LH 受体结合后，可促使胆固醇形成睾酮和雄烯二酮，后两者进入颗粒细胞内转化为雌激素的前体物质；FSH 与颗粒细胞的 FSH 受体结合后，激活芳香化酶，将睾酮和雄烯二酮分别转化为雌二醇和雌酮，进入血液循环和卵泡液中。这就是 Falck 提出的雌激素合成的两细胞 – 两促性腺激素学说。

（三）甾体激素的运输及代谢

甾体激素的主要分解过程发生在肝脏中，在葡糖醛酸转移酶之类的酶的作用下，其结构被破坏并分离出来。雌二醇的代谢产物包括雌酮及其硫酸盐、雌三醇及 2- 羟基雌酮等，这些物质主要是经过肾脏排出的。有一部分经胆汁进入肠道后又可以重新吸收回来，也就是所谓的肝肠循环。孕激素主要代谢为孕二醇，然后经肾脏排出体外。同样地，睾酮会被代谢为雄酮与原胆烷醇酮，并且大部分是以葡萄糖醛酸盐的形式经肾脏排出体外。

（四）卵巢性激素分泌的周期性变化

1. 雌激素

颗粒细胞、卵泡内膜细胞和黄体细胞分泌雌激素。卵泡开始发育时，雌激素分泌量很少，随着卵泡的发育成熟，雌激素分泌量逐渐增加，于排卵前达第 1 次高峰，以后稍减。黄体发育过程中，雌激素分泌量又逐渐增加，黄体发育成熟时，雌激素分泌量达第 2 次高峰，此高峰值低于第 1 次高峰。此后，黄体萎缩，雌激素水平急剧下降，在月经来潮时达最低水平。

2. 孕激素

卵泡期，卵巢不会产生孕激素，但在排卵前的成熟卵泡中，其颗粒细胞会受到 LH 排卵峰的影响而黄素化，并且开始分泌少量的孕激素；当排卵发生之后，黄体分泌孕酮逐步增加，直到排卵后的第 7 ~ 8 天达到最大值，然后慢慢减少，直至月经来临的时候恢复到卵泡期的水平。

3. 雄激素

女性雄激素主要是由肾上腺产生的，同时，卵巢也能够产生一定量的雄激素，这些雄激素包含了睾酮、雄烯二酮及脱氢表雄酮等。其中，卵巢内膜层是合成分泌雄烯二酮的主要部位，而卵巢间质细胞和门细胞则主要合成和分泌睾酮。在排卵之前，血液中的雄激素水平会上升，这不仅有助于非优势卵泡闭锁，还能提升女性的性欲。

（五）卵巢性激素的作用

1. 雌激素的生理作用

子宫内膜：促进内膜间质和腺体增殖和修复。

子宫肌：促进子宫平滑肌细胞的生长，增大其体积，增加肌层厚度，促进血液循环，促使和维持子宫的发育，并提高子宫平滑肌对缩宫素的敏感性。

子宫颈：使宫颈口变得松弛、扩张，增加宫颈黏液分泌，使其质地变得更稀薄，更富有弹性，并且容易被拉成丝状，有助于精子通过。

输卵管：有助于输卵管肌层的发育和上皮的分泌，同时还可以增强输卵管肌肉节律性收缩的幅度。

阴道上皮：能够促进表浅上皮细胞发生角化、黏膜增厚，增加细胞内糖原含量，保持阴道的酸性环境。

外生殖器：促进阴唇的发育、丰满和色素沉着加深化。

第二性征：导致乳腺管增加，乳头和乳晕着色，并推动其他第二性征的形成。

卵巢：协同 FSH 的作用，推动卵泡的发育。

下丘脑和垂体：通过对下丘脑和垂体的正、负反馈调节，控制促性腺激素的分泌。

代谢：可以促使水钠潴留，加快肝脏中高密度脂蛋白的合成，同时还能抑制低密度脂蛋白的产生，从而减少血液中的胆固醇含量，确保血管张力的平衡，维持血流的稳定；对于骨基质的代谢起到促进作用，有助于长骨骨骺的闭合，并且可以增加肠道对钙的吸收，促进肾脏对钙的再吸收，以及促进钙盐和磷盐在骨骼中的沉积，以维持骨骼的正常生长。

2. 孕激素的生理作用

孕激素通常在雌激素的影响下产生效果。

子宫内膜：将增殖期内膜转变为分泌期内膜，为受精卵着床和胚胎发育做好准备。

子宫肌：降低子宫平滑肌的兴奋性和减少其对缩宫素的敏感性，可以抑制子宫的收缩，有助于胚胎和胎儿在子宫内的生长和发育。

子宫颈：闭合宫颈口，使黏液变得黏稠，形成黏液栓来堵塞宫颈口，从而避免精子和微生物进入。

输卵管：减少输卵管上皮纤毛细胞和管腔黏液的产生，并抑制输卵管肌肉节律性收缩的幅度。

阴道上皮：加快阴道上皮细胞脱落。

乳房：促进乳腺腺泡发育。

下丘脑和垂体：在月经中期，下丘脑和垂体会增强雌激素对垂体 LH 释放的正反馈作用，促使卵泡发育和排卵；而在黄体期，孕激素则会对下丘脑和垂体产生负反馈作用，抑制促性腺激素的分泌。

代谢：促进水钠排泄。

体温：孕激素对下丘脑体温调节中枢有着兴奋的效果，能够在排卵后使基础体温（BBT）上升 0.3 ~ 0.5 ℃；这一现象被视为判定排卵日期和黄体功能状况的重要指标之一。

3. 孕激素与雌激素的协同和拮抗作用

二者协同促使女性生殖器官和乳房的发育，为妊娠做准备。然而，这两种物质之间也存有一种拮抗作用，即前者的增长会刺激后者的抑制效应以防止过度的组织发展，并且让已经发展的部分转变到更成熟的状态中去。此外，这种相互制衡还表现出一种广泛的作用方式，包括了对于胎盘形成所需的环境条件的调节能力，例如调整着床部位附近血管壁的功能状态等。

4. 雄激素的生理作用

对女性生殖系统的影响：其影响始于青春期，此时雄激素的分泌逐渐上升，这有助于刺激阴蒂、大阴唇和小阴唇的发育，并推动了阴毛和腋毛的生长。然而，过量的雄激素会对雌激素产生拮抗作用，例如延缓子宫及其内膜的成长和增殖过程，并且抑制阴道表层细胞的增殖和角化。若持续应用雄激素，可能导致性别特征的变化。

对于身体新陈代谢的影响：雄激素能够促进蛋白质生成，推动肌肉发育，并且刺激骨髓中红细胞增多。在性成熟期前，它会推进长骨基质的生长及钙的保留；而在性成熟期，它可能引发骨骺闭合，从而终止身体的生长。同时，它还能够提升肾远曲小管对水、钠的重吸收，并在一定程度上保留钙。

四、卵巢分泌的其他物质

除了分泌甾体激素之外，卵巢还分泌一些多肽激素、细胞因子和生长因子。

（一）多肽激素

在卵泡液中可分离出三种多肽，根据它们对 FSH 产生的影响不同，分为抑制素、激活素及卵泡抑制素。它们既来源于卵巢颗粒细胞，也产生于垂体促性腺细胞，与卵巢甾体激素系统一样，构成调节垂体促性腺激素合成与分泌的激活素 – 抑制素 – 卵泡抑制素系统。

1. 抑制素

抑制素是由两个不同的亚单位组成：α 和 β，它们之间以二硫键相连。β 亚单位则进一步细分成 β_A 与 β_B，最终形成了抑制素 A（$\alpha\beta_A$）及抑制素 B（$\alpha\beta_B$）两种形式。其主要功能在于选择性抑制垂体 FSH 生成，这不仅涉及 FSH 的合成过程，还影响了其分泌。同时，抑制素还能提升 LH 的活性。

2. 激活素

激活素主要由两个 β 亚单位构成，包括激活素 A（$\beta_A\beta_A$）、激活素 AB（$\beta_A\beta_B$）和激活素 B（$\beta_B\beta_B$）。最近发现还存在其他亚单位，如 β_C、β_D、β_E 等。激活素主要在垂体内自行分泌，增加垂体细胞的 GnRH 受体数量，提高垂体对 GnRH 的反应性，从而促进 FSH 的合成。

3. 卵泡抑制素

卵泡抑制素是一种高度糖基化的多肽，它与抑制素和激活素的 β 亚单位具有亲和力。与激活素结合后，它失去了刺激 FSH 产生的能力。卵泡抑制素的主要功能是通过既往自分泌 / 旁分泌作用，来抑制 FSH 的产生。

（二）细胞因子和生长因子

卵巢也会产生诸如白细胞介素 –1、肿瘤坏死因子 –α、胰岛素样生长因子、血管内皮生长因子、表皮生长因子、成纤维细胞生长因子、血小板衍生生长因子等细胞因子和生长因子，通过自分泌或旁分泌形式参与调节卵泡的生长发育。

此外，抗米勒管激素（AMH）作为近年来的热门生物学研究对象，它是转化生长因子 β 超家族的一员，只由早期的卵泡颗粒细胞产生，其主要功能在于抑制卵泡启动募集与生长发育，因此被视为评估卵巢储备功能的重要标志物。

第三节　子宫内膜的周期性变化和月经过程

卵巢周期引发了女性生殖系统的周期性变化，其中子宫内膜的周期性变化最为显著。

一、子宫内膜的周期性变化

主要由子宫内膜的组织学和生物化学变化所引起的周期性改变。

（一）子宫内膜的组织学变化

根据形态学的观察，子宫内膜可以被划分为两个部分：功能层和基底层。其中，功能层就是胚胎植入区域，它会受到卵巢激素的调节而发生周期性的生长、分泌与脱落等变化；基底层则会在经血流出后再生并且修补子宫内膜的破损处，从而构建新的子宫内膜功能层。按照其组织学变化，我们可以把月经周期分成三个阶段：增殖期、分泌期、月经期（以一个正常月经周期 28 d 为例）。

1. 增殖期

月经周期开始的第 5 ～ 14 天。这段时间对应着卵巢周期中的卵泡期成熟阶段。在雌激素的作用下，子宫内膜的表面上皮、腺体、间质和血管都会发生增殖性变化，这就是增殖期。子宫内膜的厚度从 0.5 mm 增加为 3 ～ 5 mm。增殖期又分为早期、中期和晚期。

1）增殖早期

月经周期的第 5 ～ 7 天，子宫内膜很薄，仅有 1 ～ 2 mm；腺体短小、直立、细长且分布稀疏，腺上皮细胞为立方形或低柱状；间质致密，其中的间质细胞呈星形，小动脉较直，血管壁较薄。

2）增殖中期

在月经周期的第 8 ～ 10 天，内膜腺体的数量增加、延伸并稍微弯曲；腺上皮细胞增生活跃，细胞呈柱状，开始出现分裂现象；此阶段间质水肿最为显著。

3）增殖晚期

月经周期的第 11 ～ 14 天，子宫内膜的厚度会增加至 3 ～ 5 mm，其表面的形状呈现出轻微的波浪形。此时，卵巢中的腺上皮变为高柱状，增殖为假复层上皮，并且开始出现大量的核分裂象，同时，腺体更长，形成弯曲状。与此同时，间质细胞也表现出了类似的现象，它们呈星星状排列在一起，并形成网络状结构。此外，此期还伴随着明显的组织内水肿、小动脉增生及管腔的增大，呈弯曲状。

2. 分泌期

月经周期第 15 ～ 28 天是卵巢周期中黄体期，此时黄体分泌的激素促进内膜增厚、腺体增长、血管增加和间质水肿。内膜丰富、松软，适合受精卵着床。分泌期也可分为 3 个阶段。

1）分泌早期

月经周期的第 15 ~ 19 天。这段时间内，子宫内膜腺体更长、更弯曲，腺上皮细胞开始出现含糖原的核下空泡，为这一时期的组织学特征；间质水肿，螺旋小动脉不断增生、弯曲。

2）分泌中期

月经周期第 20 ~ 23 天，子宫内膜较前更厚并呈锯齿状。腺体内的分泌上皮细胞顶端胞膜破裂，细胞内的糖原溢入腺体，称顶浆分泌。内膜的分泌还包括血浆渗出，血液中许多重要的免疫球蛋白与上皮细胞分泌的结合蛋白结合，进入子宫内膜腔。子宫内膜的分泌活动在月经中期 LH 峰后第 7 天达到高峰，恰与囊胚植入同步。此期间质更加疏松、水肿，螺旋小动脉进一步增生并卷曲。

3）分泌晚期

月经周期的第 24 ~ 28 天，此期为月经来潮前期，这段时间对应的是黄体的退化期。此时，子宫内膜呈海绵状，其厚度可达 10 mm。在此期间，内膜腺体会向着宫腔方向开放，并释放糖原和其他分泌物。与此同时，间质更疏松、水肿。表面的上皮细胞下的间质会分化形成一些肥厚的蜕膜样细胞及小圆形的带有分叶核与玫瑰红颗粒的内膜颗粒细胞。同时，螺旋小动脉也在快速生长，超过了内膜的厚度，更加弯曲，血管管腔也扩大。

3. 月经期

月经周期的第 1 ~ 4 天，子宫内膜海绵状功能层从基底层崩解脱落。这主要是由于没有受孕且排出的成熟卵泡已经萎缩了，其内部产生的孕酮和雌激素水平急剧降低的结果所致。在此期前 24 h 内，内膜螺旋动脉会出现节律性收缩及舒张的现象；随后是逐步增强并且持续时间更长的血管痉挛性收缩，这种现象会导致远端血管壁及组织缺血性坏死、剥脱，脱落的内膜碎片及血液一起从阴道流出，形成月经。月经周期第 2 ~ 3 天子宫内膜开始修复，一般在 48 h 内修复完成。

（二）子宫内膜的生物化学研究

1. 甾体激素和蛋白激素受体

1）甾体激素受体

在子宫内膜增殖期，腺细胞和间质细胞富含雌激素和孕激素受体。雌激素受体在这一阶段的子宫内膜中含量最高，而在排卵后则显著减少。相反，孕激素受体在排卵时达到顶峰，随后腺上皮的孕激素受体逐渐减少，与此同时间质细胞中孕激素受体的含量相对增多。

2）蛋白激素受体

子宫内膜上皮和腺上皮具有 hCG/LH 受体的表达，但其功能尚不明确。同时，在子宫内膜中也存在生长激素受体 / 生长激素结合蛋白的表达，可能对子宫内膜的发育产生一定影响。

2. 各种酶类

一些酶类例如酸性磷酸酶、β-葡萄糖醛酸酶等，能够将蛋白质、核酸和黏多糖分解。这些酶类通常存储在溶酶体内，不具有活性。在排卵后，如果卵子没有受精，黄体在一段时间后会逐渐萎缩，雌、孕激素水平下降，导致溶酶体膜通透性增加，各种水解酶被释放至组织中，影响了子宫内膜的新陈代谢，对组织结构产生破坏作用，进而引起内膜脱落和出血。

3. 酸性黏多糖

在雌激素的作用下，子宫内膜间质细胞可以合成一种与蛋白质结合的碳水化合物，即酸性黏多糖（AMPS）。雌激素有助于AMPS在间质中浓缩聚合，从而成为内膜间质的主要组成物质，为增殖期子宫内膜的生长提供支撑。排卵后，孕激素可以抑制AMPS的生成和聚合，促使其降解，导致子宫内膜黏稠基质减少，增加血管壁的通透性，促进营养和代谢产物的交换，为受精卵着床和发育做好准备。

4. 血管收缩因子

在月经来临前的24h内，由于子宫内膜血液供应不足并出现坏死，会释放前列腺素 $F_{2\alpha}$ 及内皮素-1等物质，使月经期间的血管收缩因子水平达到峰值。此外，由血小板聚集所引发的血栓素（TX）A_2 同样具备血管收缩的功能，导致子宫血管与肌肉组织呈现出节律性的收缩状态，并且这种收缩现象会在整个月经周期中逐渐增强，最终造成子宫内膜功能部分快速缺血死亡并剥离掉落。

二、正常月经

伴随着卵巢周期性变化和子宫内膜的定期脱落并产生出血现象，称之为月经。规律月经的建立是生殖功能成熟的重要标志。通常情况下，女性首次经历月经是在13~14岁的阶段，然而也有一些人会在11岁或12岁时就迎来这一时刻，最晚则可能会延迟到15岁或16岁。如果超过16岁仍未见月经来潮，那么需要进一步检查以找出潜在的原因。月经初潮时间主要受遗传因素控制，还受诸如饮食、基因、身体素质等多种因素的影响。近年来，月经初潮时间的提早已经成为一种常见的现象。

1. 月经血的特征

暗红色的月经流出物除了含有血液之外，还包括了从子宫内部脱落下来的内膜碎片、子宫颈分泌出的黏液及阴道的上皮细胞。其中大约有75%是来自血管中的血液，而另外25%则是通过静脉输送而来。因为存在着纤维蛋白溶酶对纤维蛋白分解的作用，使得月经血中具有较高的纤溶活性，这有助于使月经血与组织的纤维成分能够顺利地液化并排出体外。一般情况下，正常的月经血不会出现凝固的现象，但如果出血量过多或者速度太快也可能产生血凝块。

2. 正常月经的临床表现

第一次月经周期第1天到第二次月经周期第1天之间的时间段即被视为是一个

完整的月经周期(通常是 21 ~ 35 d)。每个完整的过程会维持 2 ~ 8 d。这种自然过程一般不会引起任何特殊的身体反应或者疼痛等其他问题,只有极少部分的人可能会感到腹部与腰骶部位的不适、头痛或是一些微弱的神经系统不稳定等症状。

第四节　生殖器官其他部位的周期性变化

在卵巢性激素周期性作用下,阴道黏膜、宫颈黏液、输卵管和乳房组织发生相应的变化。

一、阴道黏膜的周期性变化

阴道黏膜上皮在月经周期中表现出周期性变化,主要在阴道上段变化最为显著。在雌激素的作用下,阴道上皮底层细胞会增生,逐渐形成中层和表层细胞,导致阴道上皮增厚;表层细胞角化程度逐渐增高,直至排卵期时达到最高。细胞内糖原含量增加,经阴道内的乳杆菌分解为乳酸,使阴道维持酸性环境,从而抑制致病菌的生长。排卵后,受孕激素影响,阴道表层细胞会脱落。借助观察阴道脱落细胞的变化可以了解体内雌激素水平和排卵情况。

二、宫颈黏液的周期性变化

在卵巢性激素的作用下,宫颈黏膜腺细胞分泌的黏液也会出现明显的周期性变化。雌、孕激素对宫颈黏膜腺细胞的分泌功能有调节作用。月经净后,体内的雌激素水平下降,导致宫颈管分泌的黏液减少。随着雌激素水平的提升,黏液分泌量逐渐增加,到了排卵期,宫颈分泌的黏液变得非常稀薄透明,可以拉出长 10 cm 以上的丝状物。在干燥后的宫颈黏液涂片下,可观察到羊齿植物叶状结晶。这种结晶会在月经周期的第 6 ~ 7 天出现,到了排卵期,结晶形状更加清晰、典型。排卵后,受孕激素的影响,黏液分泌量逐渐减少,变得黏稠混浊,很容易断裂。涂片检查发现结晶逐渐变得模糊,大约在月经周期的第 22 天完全消失,取而代之的是排列成行的椭圆体。临床上通过宫颈黏液检查,可以了解卵巢的功能状态。

三、输卵管的周期性变化

在雌、孕激素的影响下,输卵管的结构与功能会经历周期性变化。当受到雌激素影响时,输卵管黏膜上皮纤毛细胞开始增长;同时,非纤毛细胞分泌量增加,以供给卵子运输和种植前的营养物质。此外,雌激素还有助于增强输卵管的发展和强化其肌肉组织的节奏性收缩强度。孕激素则抑制了输卵管收缩的幅度,同时也能够阻碍输卵管黏膜上皮纤毛细胞的生长,抑制分泌细胞分泌黏液的功能。只有在雌、孕激素共同发挥作用的前提下,受精卵才有可能顺利地经过输卵管抵达子宫腔。

四、乳房的周期性变化

雌激素刺激乳腺管增生，而孕激素则促进乳小叶和腺泡增长。一些女性在经前期可能会感到乳房肿胀和疼痛，这可能是由乳腺管扩张、充血和乳房间质水肿引起的。随着雌激素和孕激素的减少，月经来潮后以上症状通常会减轻。

第三章　正常妊娠

第一节　妊娠生理

妊娠是指母亲身体内孕育着胚胎与胎儿生长发育的一个过程。当卵子成功受精时，就标志着妊娠已经开始；而直到胎儿及其附属物离开母体，这才算作结束了整个妊娠周期。这个过程涉及胚胎的生成、胎儿的发育以及相关的组织构建，同时还有母体各个系统所做的适应性调整。从卵细胞受精到胎儿的出生，这是人生中最为迅速发展的关键时刻。根据医学实践，我们通常把最后一次月经的第 1 天视为妊娠期起始点，全过程大约持续 40 周。

一、受精与着床

（一）受精

精子和卵子结合形成受精卵的过程称为受精。受精多发生在排卵后数小时内，整个受精过程不超过 24 h。排卵后次级卵母细胞进入输卵管壶腹部与峡部交界处等待受精。精子顶体外膜的去能因子被解除后，精子获得受精的能力。当获能精子与卵子相遇，精子顶体外膜与精细胞膜顶端破裂形成小孔释放出顶体酶，溶解卵子外围的放射冠和透明带，该过程称为顶体反应。发生顶体反应的精子穿过次级卵母细胞透明带为受精的开始，卵原核与精原核融合形成二倍体的受精卵为受精的完成。受精卵标志着新生命的诞生。

（二）受精卵的输送

通过输卵管的活动和纤毛的摆动，使得受精卵朝着宫腔方向行进，并且持续地进行有丝分裂。大约从受精后的 30 h 起，就开始出现第一轮卵裂现象；到 72 h，已经形成了一个包含 16 个细胞的实心胚，被称为桑葚胚，随后细胞继续分裂并在细胞间隙集聚来自宫腔的液体形成早期囊胚。经过 4 d 的时间，早期囊胚会转移至子宫内部并在那里进一步发展为晚期囊胚，这个过程可能需要在子宫中漂浮 1 d 或者 2 d。晚期囊胚的外部是由滋养层构成，而其中心部分则被命名为囊胚腔，其中的一端是内细胞团。

（三）着床

晚期囊胚侵入子宫内膜并植入的过程称为着床。从受精后第 6 ～ 7 天开始，晚期囊胚透明带消失后才开始着床，并在第 11 ～ 12 天完成。正常着床位置在子宫腔的上部，深入子宫内膜功能层。着床必须具备的条件包括透明带消失、囊胚细胞滋养细胞分化成合体滋养细胞、囊胚和子宫内膜同步发育、母体内有足够的雌激素和孕酮等。

（四）蜕膜形成

受精卵着床后，子宫内膜会快速发生蜕皮变化，密集层的蜕皮状细胞会变大演变成蜕膜细胞。蜕膜反应是指在受精卵植入分泌期的子宫内膜后，子宫内膜进一步增厚的过程。根据蜕膜与受精卵的位置关系，蜕膜可以分为底蜕膜、包蜕膜和壁蜕膜三部分。

1. 底蜕膜

在囊胚极滋养层接触的子宫肌层和胎盘母体之间有一层蜕膜，这就是底蜕膜。

2. 包蜕膜

包蜕膜是覆盖在囊胚上方的蜕膜，它是胎盘的一部分。大约在妊娠 12 周时，由于羊膜腔显著扩大，使得包蜕膜与壁蜕膜紧密接触，从而导致子宫腔消失。

3. 壁蜕膜

壁蜕膜是指底蜕膜及包蜕膜以外的覆盖子宫腔表面的蜕膜。

二、胎儿附属物的形成及其功能

胎儿附属物指的是除了胎儿以外的各种组织，比如胎盘、胎膜、脐带和羊水。

（一）胎盘

作为母儿之间物质交换的器官，胎盘是一个包含了部分胚胎组织并连接着母体的复杂构造。它由三层结构组成：羊膜、叶状绒毛膜及底蜕膜。其外观呈圆形或者椭圆形，质量从 450 g 到 650 g 不等，直径范围在 16 ~ 20 cm，厚度大概 3 cm。它的表面分为两部分：一个是母体面，另一个则是胎儿面。

1. 胎盘的形成

1）羊膜

羊膜是附着在胎盘胎儿面的半透明薄膜，位于胎盘的最里层。羊膜为一种半透明、光滑的薄膜，没有血管、神经和淋巴，而具有一定的弹性。羊膜起到了保护羊水的作用，羊膜与胚胎之间的空间被称为羊膜腔。在妊娠早期，羊膜会释放羊水，为正在发育的胎儿提供一个安全的环境，以免其受伤。

2）叶状绒毛膜

胎盘的主要结构就是"叶状绒毛膜"，它也是整个胎盘的关键部位。当受精卵成功植入之后，它的外部和营养保护区会变得更宽广并产生出大量的细小凸点（被称为"绒毛"），这个时期被称作绒毛期，而负责提供这些物质的就是我们所说的"绒毛膜"了。等到孕早期的时候，也就是从第 13 ~ 21 天的时间里，胎盘的基础构造开始逐步成形。

合体滋养细胞小梁是指在一级绒毛周围长出不规则的突起。这些细胞会呈放射状排列，深部活跃的细胞滋养细胞也会伸入其中，形成细胞中心索，从而形成初级绒毛。初级绒毛继续生长，外胚层逐步渗透至绒毛内部，形成了绒毛间质中心索。

绒毛在间质中心索区形成，其中的间质细胞逐渐分化为毛细血管，胎儿－胎盘循环开始建立。随着滋养细胞的增殖和扩展，形成了绒毛膜干，绒毛膜干之间形成的空隙称为绒毛间隙。

子宫螺旋动脉穿过蜕膜板来到母体叶，胎儿和母体之间的物质交换主要发生在绒毛间隙，具体来说，胎儿血液通过脐动脉输送到绒毛毛细血管，然后再与绒毛间隙中的母血发生物质交换，两者并不直接相通。

3）底蜕膜

胎盘的母体面是由底蜕膜组成。底蜕膜的螺旋动脉和静脉通过滋养层细胞侵蚀后直接进入绒毛间隙，通过动脉压将动脉血注入绒毛间隙，再通过蜕膜小静脉开口与母体血液循环同流，胎儿血流自动脉流入绒毛毛细血管网，再通过脐静脉进入胎儿体内。绒毛间隙中的母血和绒毛血管内的胎儿血之间没有直接通路，中间隔着绒毛中的毛细血管壁、绒毛间质和绒毛滋养细胞层，主要通过渗透和扩散进行物质交换。

2. 胎盘的功能

胎盘是胎儿在子宫内生长发育所需的关键器官，其主要功能是在血管和体膜中进行物质交换，包括气体交换、提供营养物质、排泄胎儿代谢废物、防御、合成激素等功能。

1）气体交换

母儿间 O_2 和 CO_2 的交换主要由简单扩散实现。对于新生儿来说，保持其生存的关键因素就是 O_2 的供应。相较于 O_2 而言，CO_2 在胎盘中扩散的速率大约要高出20倍，因此它能够快速地经由绒毛间隙进入母体内。

2）营养物质供应

葡萄糖是胎儿能量的主要来源，以易化扩散方式通过胎盘。氨基酸浓度胎儿高于母血，以主动运输方式通过胎盘。部分电解质及维生素以简单扩散方式通过胎盘。胎盘中含有多种酶，如氧化酶、还原酶、水解酶等，可将复杂化合物分解为简单物质，也可将简单物质合成后供给胎儿。

3）排出胎儿代谢产物

胎儿产生的尿素、尿酸、肌酐、肌酸等代谢产物，会通过胎盘传递到母体血液中，最终由母体排出体外，因此可以取代胎儿的泌尿系统功能。

4）防御功能

母亲血液中的免疫球蛋白例如 IgG 可以穿过胎盘并抵达胎儿体内，使胎儿在出生后短时间内获得被动免疫力。同时，胎盘具有一定的屏障作用。然而，这种保护机制的效果非常微弱且有局限性。各种病毒、病原体、血型抗体和某些对胎儿有害的相对分子质量小的药物等，都有可能通过胎盘，危害孩子的健康发育乃至生命安危。此外，一些由微生物引起的病变也能够发生在胎盘上，从而导致其结构受损，进而使胎儿受到伤害。

5）合成功能

胎盘具有活跃的合成物质的能力，主要合成激素（含氮激素和类固醇激素）与酶。蛋白激素有 hCG、人胎盘生乳素（hPL）等，类固醇激素有雌激素、孕激素等。合成的酶有缩宫素酶、耐热性碱性磷酸酶等。

hCG 是由合体滋养细胞产生的糖蛋白激素，其高峰值通常出现在妊娠的第 8 ~ 10 周，并在 2 周急剧减少并一直延续到分娩结束，大约在产后的第 2 周就会完全消退。通过使用放射免疫测定法（RIA）可以在受精之后的 10 d 左右从母亲血液样本中检测到 hCG 的存在，这使得它成为早期孕妇确诊的一种非常灵敏的技术手段。

合体滋养细胞分泌的 hPL 会在孕妇妊娠第 5 周开始释放，到妊娠第 39 ~ 40 周达到顶峰，并持续直到分娩。产后 hPL 会迅速下降，大约 7 h 后就无法检测到。hPL 的主要作用是促进乳腺腺泡发育，激活其功能，为产后哺乳做准备。此外，hPL 还能帮助胎儿获得更多蛋白质和葡萄糖。

胎盘和卵巢是产生雌激素的主要部位。妊娠早期，黄体生成雌二醇和雌酮。到了妊娠 10 周后，胎盘开始产生更多雌激素，妊娠末期雌三醇的水平是非孕妇的 1 000 倍，而雌二醇和雌酮的水平是非孕妇的 100 倍。

妊娠早期的孕激素是由妊娠黄体产生的，从妊娠 8 ~ 10 周开始，合体滋养细胞成为孕激素的主要产生源头。随着妊娠的持续，母体血液中的孕酮逐渐增加，并与雌激素一起参与调节妊娠母体各系统的生理变化。

（二）胎膜

胎膜是平滑绒毛膜和羊膜共同构成的薄膜，外层为光滑绒毛膜，内层为羊膜。胎膜可以阻止病原微生物进入子宫腔，减少感染的风险，并且在物质交换和羊水循环中发挥作用。此外，胎膜在分娩过程中也能发挥一定的作用。

（三）脐带

脐带一端与胎儿腹壁脐轮相连，另一头连接在胎盘上。在妊娠到足月时，脐带的长度一般在 30 ~ 100 cm 之间，平均约 55 cm，直径为 0.8 ~ 2.0 cm，脐带上有一条脐静脉和两条脐动脉。胎儿通过脐带的血液循环与母体进行营养和代谢产物的交换。脐带作为母体和胎儿之间的重要通道，如果受到压迫就会危及胎儿的生命。

（四）羊水

1. 羊水的来源

妊娠早期的羊水主要是母体血清经胎膜进入羊膜腔的透析液。从妊娠中期开始，胎儿的尿液成为羊水的主要成分。妊娠 11 ~ 14 周的时候，胎儿已经具备了泌尿系统排尿的功能，并且在这个阶段可以观察到他们的膀胱里已经有尿液存在。这些尿液被排出并储存在羊膜囊中，从而使得羊水的渗透压逐步下降。到了预产期，胎儿会通过吞咽羊水来维持羊水的稳定水平，以确保对自身及母亲的安全防护作用。

2. 母体、胎儿、羊水三者间的液体平衡

羊水会在羊膜腔中持续地完成液体的循环和更新，以此来维持其量的恒定。这种母亲和胎儿之间的液体交换主要通过胎盘进行，大约每小时会发生 3 600 mL 的交换。

3. 羊水量、性状及成分

1）羊水量

妊娠 38 周时，羊水量大约为 1 000 mL，然后逐渐减少，直到妊娠 40 周时大约还剩 800 mL 羊水。

2）羊水性状及成分

初始的妊娠阶段中，羊水的颜色是无色的且呈现出半透明白质状态；当进入到晚期即将分娩时，羊水会变得略混浊，其中可以看到一些小块形状的东西，包含胎脂、掉下来的表皮组织部分，也可能是细小的绒毛或者头发丝等，甚至还可能会看到极少数的白细胞或是蛋白质与尿酸盐。羊水中还混合着大量的激素（包括雌三醇、孕酮、前列腺素、hPL、hCG 等）。

4. 羊水的功能

1）保护胎儿

胎儿可以在母体的保护下自在地运动以预防身体结构和四肢黏附在一起的情况发生；维持子宫腔内温度恒定；适量的羊水能够避免子宫肌壁或胎儿对脐带的直接压迫所致的胎儿窘迫；有助于调节新生儿的水分代谢过程，如果他们出现过多的水分积聚情况可以通过排出到羊膜腔中来解决这个问题；临产宫缩时，在第一产程初期，羊水能使宫缩压力均匀分布，避免胎儿局部受压。

2）保护母体

为了减轻因胎动而引起的不适感，分娩时，前羊水囊可扩张子宫颈口和阴道；破膜后羊水可对阴道进行冲洗，以减少感染的可能性。

三、妊娠期母体变化

掌握妊娠期间母体的变化情况，可以协助医务人员向孕妇解释妊娠过程中的身体结构和功能上的转变，例如很多生化检测结果相较于未妊娠状态有显著差异，而对妊娠带来的生理变化有着深入了解则是准确把握妊娠相关病症的关键，能使准妈妈们察觉到可能存在的或者已经出现的异常生理现象。

（一）生理变化

1. 生殖系统的变化

在妊娠期间，为了满足胎儿的成长需求并为分娩做好准备，母体的各个系统和器官都会经历一连串的改变；而在妊娠后，生殖器官的改变尤其显著，表现出以下特征：组织增厚、肥大、充血、水肿、松弛以及呈蓝色。

1）子宫

子宫体：妊娠期间，子宫的变化最为显著。子宫肌肉组织变得更厚实，宫体逐步扩大。在妊娠早期，子宫呈现为球状并且不对称，胚胎植入区域的子宫壁明显突出。子宫会出现非规律性的无疼痛收缩，使其不断扩张并在超过骨盆后保持一致并对称。到了后期，子宫轻微向右旋转，部分女性能够感知到。当进入最后阶段，未妊娠状态下的子宫重量是 50 ~ 70 g，而在分娩前它可以有 1 100 g 左右。血液流动也随之上升，临产前的子宫每分钟流过的血量可有 450 ~ 650 mL，其中有 80% ~ 85% 供给胎盘。到了后期阶段，子宫对刺激反应更强烈，收缩频率也逐渐提高，直至临近预产期转变为有序、协调的收缩，这被称为"阵缩"，这是推动分娩的关键动力。

子宫峡部：位于子宫体与子宫颈之间的最狭窄区域，其长度通常为 1 cm。妊娠后，子宫峡部会变得更加柔软，从 12 周开始，它会持续扩展，直到临盆前可以有 7 ~ 10 cm。尽管它的肌肉组织有所增加，但是这种增长并不像子宫体的变化那么显著。在分娩过程中，峡部还会进一步扩大，从而成为软产道的组成部分，称为子宫下段。随着妊娠过程的发展，子宫常常会有无序的收缩，以此来增强胎盘血液流动。

子宫颈：妊娠早期，血液和淋巴系统的扩展与结缔组织的发展、充血或水肿等情况，导致子宫颈扩大且变得柔软；同时其内部层面的纤维化也加深，并且有更多的细胞生长出来，以产生更丰富的黏液来保护身体免受致病菌侵害。当分娩即将到来的时候，子宫颈的长度会逐渐缩短并在一定程度上开始膨胀起来。

2）卵巢

在这个阶段，卵巢略微扩大，并且停止排卵。妊娠 7 周前卵巢分泌雌、孕激素，以保证妊娠的进行。通常情况下，黄体会在妊娠 10 周后开始萎缩，由胎盘取代黄体功能。

3）输卵管

在妊娠期间，输卵管会变长，血液循环加快，组织会变得更柔软，有时候黏膜会出现蜕膜样变。

4）阴道

妊娠期阴道肌纤维和弹力纤维增加，容易扩张。黏膜变得更厚、更软，发生充血和水肿，呈现蓝紫色。皱襞增加，结缔组织变得更疏松，伸展性增强。阴道上皮细胞中糖原含量增加，乳酸含量增多，导致阴道分泌物增加，呈酸性，不利于致病菌的生长。

5）会阴

外阴皮肤的色素变深，血管数量增加且充盈，淋巴管扩大，结缔组织变得柔软，因此伸展性提高，有利于在分娩过程中将胎儿顺利产出。

6）乳房的变化

妊娠早期，乳房可能会出现胀痛感，或有刺痛感及触痛，到妊娠 8 周后，乳房会显著增大。随着雌激素和孕激素水平的升高，乳房腺管发育，腺体增生，脂肪也会积聚，导致乳头迅速增大且颜色加深，乳晕周围的皮脂腺肥大形成散在的结节，称为蒙氏结节。此外，乳腺的完善发育还需要垂体激素、hPL、胰岛素、皮质醇、甲状腺素等多种激素的参与。妊娠后期可能会出现乳头溢出少量淡黄色液体的情况，这被称为"初乳"。新生儿出生后吸吮乳头即可开始泌乳。

2. 循环系统的变化

1) 心脏

随着代谢水平与血液循环量提升，同时为满足胎盘循环的需求，母体的心脏负荷增大。到妊娠晚期时，因为膈肌上升，使得心脏位置偏离胸腔并朝向左侧、上部及前方，使其更为接近胸壁，心尖搏动的移动距离可有 1 ~ 2 cm，并且心浊音界略有扩张。通常情况下，心脏具备自我调节能力，因此能够应对妊娠期的负荷，并在分娩后逐步恢复常态。妊娠末期，心脏容积大约增长了 10%，心率也相应增加了 10 ~ 15 次/min，以便于满足孕育需求。

2) 心排血量

心排血量的提升对于维护胎儿的成长和发育起着关键作用。大约从妊娠第 10 周开始，心排血量逐渐上升，并在第 32 ~ 34 周达到顶峰直至分娩。与非孕状态相比，左侧卧位的心排血量增加了 30%。孕妇心排血量对活动的影响比非孕女性更为显著。在临近分娩的时候，尤其是第二产程阶段，心排血量会大幅度提高。

3) 血压

在妊娠早期和中期，孕妇的血压略微下降；而在 24 ~ 26 周轻度上升。通常情况下，妊娠早期的收缩压保持稳定，而舒张压会有所下降，从而导致脉压增加。需注意如果血压在 140/90 mmHg[①] 以上，那么这便是一种病理性状况。

4) 静脉压

由于妊娠时子宫对盆腔静脉的压迫，导致下肢血液回流受阻，使得股静脉压力增大，因此妊娠后期经常出现脚踝和小腿水肿，少数情况下还可能出现下肢和会阴部静脉曲张。

3. 血液的变化

1) 血容量

自妊娠第 6 ~ 8 周开始逐渐上升，直至第 32 ~ 34 周达到顶峰，增长了 40% ~ 45%，总计增加了大约 1 450 mL，并在此阶段保持不变直到分娩。这种增量主要体现在血容量的增加上，其中血浆及红细胞都有所增加，血浆大概会增加 1 000 mL，红细胞的容量增加 500 mL，出现生理性血液稀释。

2) 血液成分

在妊娠期，骨髓持续产生红细胞，网织红细胞轻度增加，导致红细胞总量在足月时增加 33%，血容量增加 48%，到孕 32 周时达到顶峰。由于血浆增长速度大于

① 1 mmHg=0.133kPa。

红细胞，使得血液稀释，红细胞计数大约为 $3.6 \times 10^{12}/L$，血红蛋白值为 110 g/L，血细胞比容下降 31% ~ 34%。孕妇需要大约 1 000 mg 的铁，以适应红细胞生长和孕妇器官生理变化，以及胎儿发育的需求。妊娠晚期孕妇容易出现缺铁现象，因此需要补充铁剂，避免血红蛋白值下降。

孕妇的白细胞数量从孕 7 周开始增加，到妊娠 30 周时达到高峰，大约是 $10 \times 10^9/L$，有时可达到 $15 \times 10^9/L$。主要是中性粒细胞增加，淋巴细胞增加不明显，而单核细胞和嗜酸性细胞几乎没有改变。

在妊娠期中，血液呈现出高凝状态。凝血因子 Ⅱ、Ⅴ、Ⅶ、Ⅷ、Ⅸ和 Ⅹ 都增加，只有凝血因子 Ⅺ 和 Ⅻ 因为血液被稀释而有所下降。与未孕时期相比，孕妇体内的血浆纤维蛋白原大约增长了 50%，到临产时可能达到 4 500 mg/L。妊娠末期红细胞沉降率（血沉）加快，妊娠期纤维蛋白溶酶增加，优球蛋白溶解出现延长，表明妊娠期间纤溶活性降低，分娩后纤溶活性迅速增高，血液呈高凝状态。

妊娠早期血浆蛋白开始减少，到了妊娠中期降至 60 ~ 65 g/L，其中主要是白蛋白的减少，大约为 35 g/L，持续此水平直到分娩结束。

4. 泌尿系统的变化

从孕早期开始，肾脏会经历显著的变化和扩张过程，这种变化伴随着血液容量的提升以及其心脏泵出的增强。到妊娠 24 周时，肾血流量增加了约 50%，而 30% ~ 40% 是由于心排血量增加所致。代谢产物尿素、尿酸、肌酸、肌酐等排泄增多，由于肾小管对葡萄糖重吸收能力未相应增加，孕妇餐后可能出现生理性糖尿，应注意与真性糖尿病相鉴别。妊娠早期增大的子宫及妊娠末期下降的胎头，可压迫膀胱而引起尿频。妊娠中期以后，在孕激素的影响下，输尿管蠕动减弱，加以输尿管常在骨盆入口处受妊娠子宫的压迫，导致尿流迟缓，易引起泌尿系统的感染。孕妇易患急性肾盂肾炎，以右侧多见。

5. 呼吸系统的变化

妊娠后膈肌位置向上移动，肋骨向外扩展，使得胸腔的各个直径都有所增加，这种变化有利于孕妇更加轻松地呼吸。然而到了妊娠后期，随着子宫的增大，腹部的压力也会增加，膈肌的运动幅度会相应减小。不过此时孕妇的胸廓活动会增加，主要以胸式呼吸为主，这种呼吸方式可以更好地满足孕妇对氧气的需求。妊娠后的呼吸次数保持相对稳定，但每分钟的通气量会有所增加。从妊娠前大约 8 L 提高到足月妊娠时大约 11 L，以满足孕妇对氧气的需求。通气量的增加可以让孕妇吸入更多的氧气，从而保障胎儿和胎盘的氧气供应。同时，由于通气量的增加，孕妇可以呼出更多的 CO_2，有利于胎儿体内 CO_2 向母体扩散和排放。

6. 消化系统的变化

妊娠早期常见食欲缺乏、恶心、呕吐、挑食以及口水增多的情况，还容易出现牙龈出血、牙齿松动和蛀牙等症状，几周后多可自行缓解。妊娠子宫逐渐增大，导致胃向上移位，阑尾移位至右上方。受孕激素的作用，胃肠蠕动减少，容易感到上腹部胀满、胃肠胀气，出现便秘。由于胃液减少、胃酸分泌降低，会影响铁的吸收，因此孕妇较容易患贫血。妊娠晚期子宫压迫直肠，可能加重便秘，并因静脉血液淤滞而发生痔疮。

7. 内分泌系统的变化

妊娠期母体内分泌功能有显著改变，一是母体原有内分泌腺功能活动增强，二是胎儿与胎盘在发育期间逐渐发展自身的内分泌系统（胎儿–胎盘单位）与功能。胎儿–胎盘单位的功能又影响母体内分泌系统的结构与功能，两者共同担负着维持整个妊娠过程的激素调控任务。

8. 骨骼、关节及韧带的变化

骨质通常保持不变，但在孕期由于骨盆关节和椎骨间关节韧带变松，孕妇可能会感到腰骶部、耻骨联合或肢体疼痛不适，这可能与松弛素有关。

9. 新陈代谢的变化

1）体重

由于妊娠早期的恶心与食欲减退，孕妇可能会有体重减少的现象，但随着妊娠周数的推移、胎儿的成长、体内的水分积聚、血容量上升，加上蛋白质和脂肪的储备，女性的体重会逐步提升。通常自第 5 个月起，每星期大约增重 0.5 kg，足月时共增加约 12.5 kg，其中大部分是在晚期完成的。

2）碳水化合物代谢

饭后血糖比平时更高，利于透过胎盘为胎儿提供葡萄糖。只有少量的碳水化合物以糖原的形式存储在母体的肝脏和肌肉组织里。

3）蛋白质代谢

在妊娠的整个过程中，蛋白质呈正氮平衡，直到妊娠期第 28 周达到峰值。在妊娠晚期，储存的蛋白质可高达 500 g，其中一半用于满足胎儿和胎盘的生长发育需求，另一半则被用于支持母体子宫、乳腺以及血液成分的增加等方面。

4）脂类代谢

妊娠期内，母体主要通过脂肪储存能量，大约在妊娠 30 周时可以保持 4 kg 的脂肪，之后，随着妊娠期的推移逐渐减少。此外，当孕妇能量消耗过多时，体内动用大量脂肪，使血中酮体增多，孕妇易出现酮血症，这与糖原储备相对较少有直接关联。

5）矿物质代谢

铁是血红蛋白及多种氧化酶的组成部分，与血氧运输和细胞内氧化过程关系密切，妊娠期母体铁需求量较大，不额外补充铁剂易发生缺铁性贫血。胎儿骨骼及胎盘形成需较多的钙，妊娠中、晚期需补充钙及维生素 D。

6）水和电解质代谢

母体血循环中电解质的减少是相对的，是指浓度的下降，而循环中电解质的总量是增多的。孕妇体内钠盐潴留较多，除了满足胎儿的需求之外，还存在于母体的细胞外液中。由于钠的积累，母体中的水分也会随之增长。钠和水的潴留与体内醛固酮及雌激素有关，而其排出则与孕激素及肾脏功能有密切关系。潴留的水分会在产后迅速以尿液及汗液形式排出。

10. 皮肤的变化

通常情况下，妊娠期孕妇肌肤的颜色会变得更深一些，尤其是在腹中线、乳头、乳晕、外阴更为明显。局部皮肤因为拉扯过度导致弹力纤维断裂并形成斑纹，称为妊娠纹，主要出现在初产妇身上，呈紫色或淡红色条纹，而经产妇则更多地看到白色的老陈旧性妊娠纹。

（二）妊娠期的心理变化

妊娠不仅会造成身体各个系统的生理变化，还会伴随着一系列的生活方式和心态的变化，这对孕妇的精神健康有着巨大的冲击。积极地调整情绪来应对妊娠期可以有助于产后亲子关系的建立并提升母性的角色功能。所以，对于妊娠期妇女的精神状态评价是非常关键的一部分。医务人员需要理解妊娠期女性及其家属的情绪波动，提供恰当的支持和服务，以确保他们能够顺利适应新的生活阶段，迎接新生儿的诞生。常见的妊娠期的心理状况主要包括以下几种。

1. 惊讶

不管是不是计划中的妊娠，几乎所有孕妇都会经历惊讶和震撼的情绪反应，这也揭示了一种心理上的转变。

2. 矛盾心理

面对意外妊娠的情况，许多女性可能会感到困惑与不安，特别是那些没有预料到自己会妊娠的产妇。她们可能会担忧一些问题，比如何时开始妊娠是最佳选择，会不会影响她们的职业生涯，是否有足够的精力去应对这个新的生活阶段，还有能否承担起养育孩子的费用等。此外，由于身体上的不适，如恶心和呕吐等症状，也可能导致她们的精神压力增加。这些复杂的心情往往会在妊娠早期或者整段过程中发生，但是一旦感受到胎儿的胎动，大多数人会对妊娠产生积极的心态转变。

3. 接受

初次妊娠时，部分孕妇可能对孕育新生命带来的种种变化不太习惯，而没有切实体验到"孩子"的存在。然而随着时间推移，尤其是在感觉到胎动之后，她们才真切地意识到这个即将诞生的生命的存在。她们提前规划婴儿衣物、寝具等生活必需品，并且积极学习有关照顾新生儿的相关信息，如哺乳技巧及基本的生活照料方法。此外，许多孕妇还会给孩子取名、猜测其性别，甚至考虑未来如何规划孩子的职业生涯。到了妊娠晚期，伴随着腹中胎儿逐渐发育成长，孕妇的体重也随之上升，她们的活动变得越来越困难，疲劳感和身体的不适感也会加重，因此，她们期待着分娩的日子尽快来临。当预产期日益接近的时候，一些孕妇可能会表现出强烈的担忧与不安，这不仅是对分娩过程的忧虑，还包括对自己能否承受住分娩的痛苦的疑感。另一方面，她们同样渴望看到自己的孩子，并在精神上和物质方面都为此做足了充分的准备。

4. 情绪波动

孕妇通常会有较大的情感波动，这可能是由她们身体内的激素水平变动引发的。特别是当体内的雌激素与黄体素不断上升的时候，她们可能会变得异常敏感。经常因为微不足道的事情感到愤怒或者流泪，但是如果询问她们缘由，却难以给出解释。因此，作为伴侣需要在妻子妊娠前或妊娠早期就开始关注这种情绪的变化，并在此期间为妻子调整情绪，以防止不良情绪变成妊娠过程中的压力源。大部分孕妇会在体内激素逐渐增多和对未来的期待下，情绪逐渐变好恢复平稳。

第二节　妊娠诊断

孕育生命的过程中，从卵子受精开始到胎儿及附属物自母体排出为止被称为妊娠。通常，临床上为了掌握妊娠不同阶段的特点，将妊娠全过程分为 3 个时期：14 周以内为早期妊娠（也称为早孕），$14 \sim 27^{+6}$ 周为中期妊娠，28 周以及其后为晚期妊娠。

一、早期妊娠的诊断

（一）症状与体征

1. 停经

在生育年龄且有性生活史的健康女性，如果平时每个月来月经很准时，一旦月经推迟了 10 d 以上，就应高度怀疑妊娠。停经是妊娠最早也是最重要的体征，哺乳期的女性虽然月经还没恢复，仍然可能再次妊娠。少数孕妇于受精卵着床时有少量阴道出血。

2. 早孕反应

超过一半的孕妇会在月经停止 6 周左右出现畏寒、嗜睡、食欲减退、挑食，喜爱食用酸性食物，厌恶油脂气味，早晨有反胃现象，严重的还会有头痛、疲劳和无力等感觉。这种症状通常逐渐加重至第 8 ~ 10 周达到顶峰，然后于第 12 周时缓解。恶心和呕吐可能是由于体内的 hCG 增加、胃酸产生减少及胃部消化速度变慢所致，但并不会给孕妇的健康带来显著的影响。

3. 尿频

妊娠早期会有尿频现象，因为子宫随着妊娠逐渐增大，压迫膀胱导致排尿次数增多，但不会出现尿路感染的尿急、尿痛症状。子宫进入腹腔后，大约在妊娠 12 周后尿频症状会消失。

4. 乳房的变化

随着雌激素与孕激素水平的提升，乳腺细胞和乳腺小叶增生，使得乳房逐步变大，会感到乳头有胀痛感。乳头和乳晕颜色变深，并且乳晕周边出现了蒙氏结节。

5. 妇科检查

在妊娠的第 6 ~ 8 周，行窥阴器检查可以发现在阴道黏膜和宫颈处有明显的充血现象，呈现蓝紫色。同时，双合诊触及子宫峡部变得柔软了许多，感觉宫颈似乎没有连接到宫体上，称为黑加征。到了第 8 周，宫体的尺寸是非孕时的 2 倍，妊娠 12 周时是非孕时的 3 倍，通常可以在耻骨联合上方触及宫底。

6. 其他

1）皮肤色素沉着

色素沉着主要在面部、腹中线、乳晕等处的皮肤出现。

2）基础体温升高

孕妇的基础体温通常会有所提高。停经后体温升高且持续 18 d 不下降者，早孕可能性较大。

（三）辅助检查

1. 妊娠试验

妊娠后的胚胎绒毛滋养层细胞会释放大量 hCG，这种激素会存在于孕妇的体液中，可以通过检验血液或尿液标本中的 hCG 来辅助诊断早孕。

2. 超声检查

1）B 型断层显像法

在子宫的扩大过程中，可以在宫腔内观察到一个圆形妊娠囊，其内部是液性暗区。妊娠 6 周时，能看到胚芽和原始心管搏动。

2）宫颈黏液的检查

在早孕阶段，宫颈黏液量稀少且质地稠密，干燥后镜检，视野内呈现出一行行排列的椭圆体。

二、中、晚期妊娠的诊断

（一）病史与症状

有早期妊娠的经历，腹部增大，能够感受到胎儿的活动，触摸到胎儿，听诊时可以听到胎心。

（二）临床表现

1. 子宫增大

随着妊娠的进展，子宫会逐渐增大，孕妇会感觉到腹部逐渐变大。可以根据子宫底高度来判断妊娠的周数。通常在妊娠 16 周末，子宫底大约能到达脐与耻骨联合的中间位置；妊娠 24 周末大约在脐上方 1 横指；妊娠 36 周末大约在剑突下 2 横指；

而在妊娠 40 周末反而有所下降。

2. 胎动

20 周左右的孕妇可以感觉到胎儿在子宫内的躯体活动（即胎动），每小时 5 次，在检查时也可以触摸或用听诊器听到。

3. 胎心音

大约在妊娠 20 周的时候，经孕妇腹壁可以捕捉到胎心音，就像是时钟的"嘀嗒"声一样，频率约在每分钟 110 ~ 160 次，而且在胎儿背部听诊最为清晰。需区分胎心音和子宫杂音、腹主动脉音，子宫杂音类似于微弱的风声，腹主动脉音则发出强烈的"咚咚"之声，这两种声音都跟孕妇脉搏保持同步。

4. 胎体

在妊娠 20 周后，能够通过腹壁感受到胎儿的存在。当妊娠 24 周时，可以区分胎头、胎臀、胎背和四肢。圆且硬的胎头带有浮球般的触感，宽大且软的胎臀呈现出不规则的形状，胎背宽而平坦，而四肢小且有不规则活动。

（三）辅助检查

1. 超声检查

B 型显像法能够展示出胎儿的数目、方位、有无胎心搏动和胎盘位置等全面图像，从而了解胎儿的发育情况。

2. 彩色多普勒超声

彩色多普勒超声能够实时展示胎儿及母体的血流情况，通过彩色血流图像，可以评估胎儿的供氧情况、胎盘功能以及母体和胎儿之间的血流变化，从而全面了解胎儿的发育状况及可能的血流异常，如胎儿缺氧、脐带绕颈等问题。

第四章 异常妊娠

第一节 流产

妊娠少于 28 周、胎儿体重未达到 1 000 g 而终止者，被称为流产。如果是在妊娠期 12 周内终止，则被定义为早期流产；而在妊娠期 12 周以及之后终止，就被视为晚期流产。根据其成因，流产可以划分为两种：自然流产和人工流产。大约有 31% 的胚胎着床后发生自然流产，其中早期流产占 80%。

一、诊断

（一）临床表现

停经后阴道出血和腹痛是主要的临床症状。

1. 孕 12 周前的早期流产

开始时绒毛与蜕膜剥离，血窦开放，阴道出血，下腹部阵痛，子宫收缩直至完全排出胚胎及其附属物，随后子宫继续收缩，血窦闭合，出血停止。

2. 孕 12 周后的晚期流产

晚期流产的过程类似于早产，产后胎盘娩出，出血量较少。

可以观察到，早期流产的症状表现为先有阴道出血，接着出现腹痛；晚期流产的症状表现为先感到腹痛（子宫阵发性收缩），然后有阴道出血。

（二）实验室检查

1. 血、尿 hCG 含量测定

当 hCG 含量低于正常水平时，就表示没有妊娠或者胚胎已经死亡。

2. 激素测定

血中孕激素测定在先兆流产的诊断及预后评估方面有较实用的价值，研究表明在异常妊娠（包括异位妊娠）中，多数的患者血孕酮水平低于 25 ng/mL，如孕酮水平低于 5 ng/mL，则无论是宫内还是宫外妊娠，均考虑胎儿已死亡。

3. hPL 测定

通过检测孕妇血液中的 hPL 含量，可以及时了解胎盘功能状态。如果 hPL 下降至 4 μg/mL 以下，则表示胎儿有宫内窒息的风险，有可能引发流产。

二、治疗

（一）先兆流产

适当休息，禁止任何形式的性行为。黄体功能欠佳的人，可每天或者每两天一次肌内注射 10 ～ 20 mg 的孕酮，也可以选择每周两次肌内注射 2 000 ～ 3 000 U 的 hCG。此外，适量的维生素 E 和小剂量的甲状腺素也有助于改善情况。如果经过治疗出血现象消失了，并且 B 超显示出胚胎仍然健康，那么就可以继续妊娠。然而，假如患者的病情恶化，且 B 超结果显示胚胎生长缓慢甚至停滞，同时 hCG 水平没有上升或是降低的话，就意味着无法阻止流产的发生，这时应该结束妊娠。

（二）难免流产

一经确认诊断，应该尽快让胚胎和胎盘组织完全排出。早期流产者需要立即执行清宫手术并且对所取出的物质做详细检查，同时将其作为病理样本提交给实验室分析。晚期流产时，由于子宫体积增大且血流量增加，可以使用缩宫素（10 ～ 20 U）与 5% 葡萄糖溶液（500 mL）混合制成的注射剂静脉滴注，促进子宫收缩。待胎儿及胎盘排出后检查是否完全，如有必要，还需要进一步清理掉宫腔内的剩余妊娠物。

（三）不全流产

一旦确认诊断，应立即行刮宫术或钳刮术，清除宫腔内残留组织。如出血过多伴休克，应及时输注血液并静脉给予抗生素以预防感染。

（四）完全流产

流产症状已经消退，通过 B 超检查发现宫腔内并无残留物，只要没有感染，一般不需要特别的治疗。

（五）稽留流产

处理前需要先检验血常规、凝血时间、血小板计数、血纤维蛋白原、凝血酶原时间、血块收缩试验及血浆鱼精蛋白副凝试验等，同时也要准备好输血方案。口服炔雌醇 1 mg 每日 2 次，或己烯雌酚 5 mg 每日 3 次，持续 5 d 来增强子宫肌对缩宫素的敏感性。如果妊娠未满 12 周，可以采取刮宫术，术中注射缩宫素。但是，如果胎盘机化并与宫壁粘连较紧，那么操作时必须非常谨慎，避免造成子宫穿孔。如果无法一次性清除干净，可以在 5 ～ 7 d 重新清理。如果有凝血问题，应该立即输注新鲜血液、纤维蛋白原等，等到凝血状况有所改善之后，才能继续进行引产或刮宫。

（六）复发性流产

存在染色体问题的夫妻需要在备孕之前进行遗传咨询，来确定是否可以妊娠。在此阶段，需要评估他们的身体状况，例如卵巢功能检测、夫妻双方的染色体分析以及血液类型测试等。此外，女性还需要做一些妇科检查，如是否有肿瘤、宫腔粘连等问题，同时还要通过子宫输卵管造影或者宫腔镜检查确认子宫的健康情况，判断是否有任何结构上的缺陷或疾病问题。如果发现子宫有纵隔，可以在宫腔镜手术中将其移除；如果有宫腔粘连的问题，可以使用探针进行横向钝性分离处理；宫颈机能不全者，应在妊娠第 12 ～ 14 周实施宫颈内口环扎术，之后定时跟进病情，并在妊娠 37 周或以后拆除环扎的缝线。然而，一旦出现流产迹象，且经治疗无效，必须立即拆掉缝合线，避免导致宫颈撕裂。针对那些未知原因经常流产的人群，尤其是怀疑同种免疫性流产者，可以选择采用免疫治疗，但仍有争议。

（七）流产合并感染

处理方法是积极地抑制致病菌并迅速清除宫内残留物。如果阴道的出血并不太多，先使用广谱抗生素 2 ～ 3 d，等病情稳定再刮宫。假如阴道的出血过多，则需要静脉注射抗生素和输血来缓解症状，并且利用卵圆钳取出宫腔内残留组织，以减缓出血情况，切不可用刮匙全面搔刮宫腔，因为这样可能会导致感染范围扩大。手术后应该持续服用广谱抗生素，直到感染被完全控制住之后才可以执行彻底刮宫手术。另外，如果有严重的感染或者腹部和盆部的脓肿出现，就必须立即采取外科排毒措施，必要时考虑切除子宫。

第二节　异位妊娠

通常情况下，受精卵着床于子宫体腔内膜。受精卵着床于子宫体腔以外，称异位妊娠，习惯称为宫外孕，包含多种类型，如输卵管妊娠、卵巢妊娠、腹腔妊娠、阔韧带妊娠、宫颈妊娠等。最常见的是输卵管妊娠，大约占 95%，并且主要集中发生在输卵管壶腹部区域，约占 78%；其次是输卵管峡部、伞部。此节仅描述输卵管妊娠。

一、诊断

（一）临床表现

1. 症状

停经后出现腹痛和阴道流血是输卵管妊娠的典型表现。

1）停经

除了输卵管间质部妊娠停经时间较长的情况外，大多数患者有 6 ～ 8 周的停经史。还有 20% ～ 30% 的患者没有明显的停经史，或者月经只是过期几天而并不认为是停经。

2）腹痛

输卵管妊娠患者的主要症状是腹痛。这种疼痛通常由输卵管过大、破裂或血液刺激腹膜等多个原因引发，表现为突然在下腹部一侧产生撕裂痛或者是阵性胀痛，同时伴随着恶心和呕吐。

3）阴道流血

在胚胎死亡后，常见不规则阴道出血，呈暗红色且量少，通常不会超过月经量。然而，有一部分患者的阴道出血量较大，与月经相似，并可能伴随着蜕膜碎片的排出。

4）晕厥与休克

因为腹腔内急性出血引起剧烈的腹痛，轻者可能会出现晕厥，而严重者则可能出现失血性休克。出血的速度和量增加时，症状会迅速恶化，但与阴道出血量并不成正比。

5）腹部包块

当输卵管妊娠流产或破裂后形成的血肿在体内存在时间较长时，可能会因为血液凝固并与周围组织或器官粘连形成包块，若包块较大或位置较高，腹部可扪及。

2. 体征

1）全身检查

体温一般正常，但在休克时可能会稍微降低一些，而当内出血被吸收后，体温可能略有上升，但大多数情况下不超过 38 ℃。如果发生了内出血且出血较多时，血压会降低，脉搏也会加速并变得细弱，同时面色会苍白。

2）腹部检查

当触及腹部时患者会感到疼痛，尤其是在患病的部位更为明显。相对于一般的腹膜炎，其腹肌强直程度较低，这表明了由内部出血引起的血液对腹膜的影响和普通的感染性腹膜炎有所区别。如果腹腔内的出血较多，叩诊可查见移动性浊音。若出血速度慢，可能导致形成血肿，从而可以在腹部扪到具有一定质感的且引发疼痛的包块。

3）妇科检查

通常情况下，阴道存在微量的流血现象，这些血液主要来源于宫腔内。输卵管妊娠流产或破裂者，阴道后穹隆饱满，有压痛。当将子宫颈轻轻上抬或向左右摆动时，可能会感受到强烈的疼痛。如果出现大量内出血的情况，那么在做相关检查的时候，会感觉子宫像是在漂浮一样。子宫一侧或其后方可触及包块，其大小、形状、质地常有变化，边界多不清楚，触痛明显。病变持续较久时，肿块机化变硬，边界逐渐清楚。

（二）辅助检查

1. 测定 hCG

hCG 放射免疫法是评估异位妊娠的一种有效方式。当胚胎发育时，会分泌 hCG，异位妊娠患者的血液中 hCG 水平相对宫内妊娠者较低。通过 hCG 放射免疫法可以判断第 9 天受精卵是否存在。通常情况下，正常的妊娠早期，每 1.2 ～ 2.2 d hCG 水平增长 1 倍，但有 86.6％的异位妊娠患者的 hCG 水平增长速度较为迟缓，并且其

hCG 水平也明显低于普通妊娠。

2. B 型超声

超声检测是一种方便且直接的成像分析工具，在正常强度下它不会给身体带来任何伤害并且可以重复使用。超声探查下，异位妊娠的子宫体积变大，但在内部没有发现妊娠囊的存在，在子宫周围区域出现低回声区，且在其中发现了胚芽及原始心管搏动，那么就可以确定是异位妊娠了。

3. 经阴道后穹隆穿刺或腹腔穿刺

目前用途较为广泛的方法是经阴道后穹隆穿刺来诊断异位妊娠病例中疑有腹腔内出血的患者。穿刺所得血液为暗红色不凝固状态，表示存在内出血情况。如内出血量较多，腹部检查时可出现移动性浊音，可考虑经下腹一侧进行腹腔穿刺。

4. 腹腔镜检查

在腹腔镜下观察，输卵管的部位明显肿大且呈蓝紫色，腹腔内有大量积血。对于出现严重内出血或存在血流动力学变化的患者，禁止进行腹腔镜检查。

5. 诊断性刮宫

诊断性刮宫主要用于鉴别诊断不能存活的宫内妊娠和超声检查不能确定部位者。若蜕膜没有绒毛，就有助于诊断异位妊娠。

二、治疗

（一）期待疗法

少数输卵管妊娠有可能自然流产或被吸收，症状较轻不需要手术或药物干预，但在观察期间需密切关注患者生命体征、腹痛情况，并进行 B 超和血 β-hCG 监测。

（二）药物治疗

对于需要保留生育功能的年轻女性，可以考虑采用化学药物治疗早期的输卵管妊娠。患者需符合以下条件：①诊断为早期输卵管妊娠且未破裂或未流产。②输卵管妊娠包块直径小于 4 cm。③腹腔内出血不明显或出血量小于 100 mL，生命体征稳定。④血 hCG 值低于 2 000 U/L。⑤无药物治疗的禁忌证。常用药物主要为甲氨蝶呤（MTX），MTX 是目前治疗异位妊娠使用最广泛的药物。MTX 是一种叶酸类似物，能够抑制叶酸的合成，干扰 DNA 合成，抑制细胞增殖。MTX 可以口服、肌内注射、静脉注射给药，也可以在 B 超或腹腔镜监视下局部穿刺注射。

中药疗法仍是我国当前治疗输卵管妊娠的主要手段之一，其优势在于避免了手术的创伤，同时也能维持输卵管的解剖结构和生理功能。以活血化瘀为用药原则。

（三）手术治疗

1. 保守性手术

对于保守性手术来说，其基本原则就是尽量移除异位妊娠物，并最大限度地保持输卵管的解剖构造以及其生物学功能。这类手术适合那些希望继续生育且年龄较轻的女性患者，特别是对侧输卵管已切除或有病变的。具体的操作方式取决于孕育位置和输卵管状况。例如，如果是伞部妊娠，可以采用挤压术来把妊娠产物挤出；而针对壶腹部妊娠，则可以选择切开清除胚胎术，即沿着受影响的一侧输卵管扩张部分与其垂直方向切掉 1 ~ 2 cm 的系带。至于峡部妊娠，可以行病变节段切除及断端吻合手术处理，靠近子宫角的地方也可以考虑实施输卵管子宫角植入术。

在手术后，可以在腹腔内注入 250 ~ 300 mL 的中分子右旋糖酐来防止粘连。同样，保守性的手术也可以通过腹腔镜进行。

2. 输卵管切除术

对于输卵管妊娠的情况，通常会采取输卵管切除术作为治疗手段。此种方法能够快速地止血，并且可以在硬膜外麻醉的状态下实施。如果患者出现休克症状，则可以在抗休克的过程中局部麻醉来执行手术。进入腹部之后，首先要使用卵圆钳夹住出血部位以达到暂时的止血效果，然后加快补充液体和输血的速度，待休克状况有所改善再行输卵管切除术。需要注意的是，由于输卵管妊娠的病因常常为两侧共同存在，因此在一侧输卵管被切除后，另外一侧仍有可能复发。针对输卵管间质部的妊娠情况，我们应该尽量在其破裂前就进行手术处理，避免造成生命威胁，而手术方式可以选择子宫角楔形切除或者全子宫切除。

3. 腹腔镜手术

这是目前治疗异位妊娠的主要方法，在腹腔镜直视下可将输卵管妊娠穿刺并吸出部分囊液，随后可选择注入 MTX、四氢叶酸或 5- 氟尿嘧啶等药物。

第三节　早产

妊娠满 28 周但不满 37 周分娩者称为早产，这时出生的新生儿被称为早产儿。早产儿由于各器官发育不完全，生存率较低，孕周越小，体重越轻，预后越差。

一、诊断

早产的典型症状是子宫收缩，最初为不规则的宫缩，通常伴有少量阴道出血或血性分泌物，随后可能发展为规律的宫缩，与足月临产相似，胎膜早破的情况比足月临产要多。妊娠满 28 周但不足 37 周，出现至少每隔 10 min 1 次的规律宫缩或不规律宫缩，伴有宫颈管缩短，可被诊断为先兆早产。妊娠满 28 周至不足 37 周，出现规律宫缩（20 min ≥ 4 次，或 60 min ≥ 8 次），伴有宫颈容受 ≥ 80%，宫颈扩张超过 1 cm，可被诊断为早产临产。部分患者可能伴有轻微阴道出血或分泌物。曾经有晚期流产、早产史或产伤史的孕妇容易发生早产。诊断早产通常不复杂，但需要与妊娠晚期出现的生理性子宫收缩进行区分。生理性子宫收缩通常是不规律的，无痛感，并且不伴随宫颈管缩短和宫口扩张等变化。

二、预防

积极预防早产是降低围产儿死亡率的关键步骤之一。

第一，强化营养摄入，防止心理伤害，维持身心健康。在妊娠晚期应避免性行为。

第二，需要保证充足的休息，建议采取侧卧的姿势，通常是左侧躺下，这样可以降低子宫自发性收缩，同时也能提高胎盘的血液供应量，从而改善胎儿的氧气和营养供给。

第三，那些宫颈内口松弛的孕妇应该在妊娠的 12 ~ 14 周接受宫颈内口环扎手术。

第四，相关部门提升对高危妊娠的监控力度，孕产妇积极预防和治疗妊娠并发症。

第五，提升孕期健康管理，尽早识别和处理产道感染。

第六，减少人工流产和宫腔操作的次数，同时医务人员在进行宫腔操作时也要防止对宫颈口造成伤害。

三、治疗

对先兆早产及早产临产孕妇中无继续妊娠禁忌证、胎膜未破、初产妇宫颈扩张在 2 cm 以内、胎儿存活、无宫内窘迫，应该尽可能地抑制宫缩，以保证妊娠继续维持。通常对于早产孕妇，除了卧床休息之外，还需要使用宫缩抑制剂。

（一）β - 肾上腺素能受体激动剂

这些药品通过兴奋子宫平滑肌的 $β_2$ 受体来抑制子宫平滑肌收缩，从而延缓孕期的进程。然而，它们可能引发一些严重的副作用，例如心率增快、血糖上升、水钠潴留、血钾降低等。因此，患有糖尿病、心血管器质性病变者应该避免使用或谨慎使用这类药品。常见的药品包括利托君,100 mg 利托君加于 5% 葡萄糖溶液 500 mL 中，然后通过静脉滴注的方式输入人体，起始剂量是 5 滴 /min，之后按照宫缩情况逐渐调整，最大可以达到 35 滴 /min，当宫缩得到控制以后，需要继续维持 12 h 的静脉滴注。静脉输液量每天不得超过 2 000 mL，以免引起肺部积水。如果患者的脉搏超过 120 次 /min，那么就应当减少滴数，若脉搏超过 140 次 /min，那就必须终止给药；假如出现了胸痛，那就要立刻暂停治疗并且实施心电监控。长时间接受这种药品治疗的患者应监测血钾、血糖、肝功能和超声心动图。

（二）硫酸镁

镁离子对钙离子有拮抗作用,能减缓子宫的活动。通常情况下,25% 硫酸镁 16 mL 加于 5% 葡萄糖溶液 100 ~ 250 mL 中，并在 30 ~ 60 min 以较慢的速度通过静脉滴注给药,接着保持 1 ~ 2 g/h 的输送速度直至宫缩频率低于 6 次 /h，每天的最大剂量不能超过 30 g。用药过程中注意保持患者膝腱反射存在、呼吸 ≥ 16 次 /min 以及尿量 ≥ 17 mL/h

或 ≥ 400 mL/24 h。因抑制宫缩所需要的血镁浓度与中毒浓度接近,故肾功能不良、肌无力、心脏病患者禁用或慎用。

(三)前列腺素合成酶抑制剂

前列腺素具有促进子宫收缩的能力、软化宫颈并保持胎儿血管通道畅通无阻的功能。前列腺素合成酶抑制剂可通过抑制前列腺素合成酶,减少前列腺素的合成或抑制前列腺素的释放,以抑制宫缩。常用的药品包括吲哚美辛与阿司匹林等。由于这些药会进入到母体血液循环系统内,进而影响胎儿血流管道闭合的时间点,因此建议只应于妊娠期前 32 周之内短暂应用,且最长不要超过 1 周。现在这类药物的使用率已经大大下降了。

(四)镇静剂

镇静剂不能有效抑制宫缩,却能抑制新生儿呼吸,故临产后忌用。只有在孕妇感到紧张时才会作为辅助治疗药物。

对于那些已经出现宫颈扩张超过 2 cm,羊水流出,并且预示着即将提前分娩的孕妇来说,应该竭尽全力来提升婴儿存活的概率。关键策略包括以下几点:①提供氧气;②在孕期小于 34 周的前提下,于临盆之前给予地塞米松 6 mg 肌内注射,每次间隔 12 h,总计 4 次;③为了降低脑部出血的风险,建议适当时间实施会阴切割手术以缩短第二产程;④要谨慎应用如吗啡和哌替啶之类的药物,这些药物可能会影响到新生儿的中枢神经系统。

第四节　过期妊娠

在平常月经周期规律的情况下,妊娠达到或超过 42 周还没有分娩的女性,被称为过期妊娠。这种情况的发生率在所有妊娠中占 3% ~ 15%。

一、诊断

(一)计算预产期,准确核实孕周

通过最后一次月经来计算预期分娩日期,并深入了解其日常周期变化的情况。若无法准确记忆或者确认最后的月经日期,可以采用以下方法估算:①从基础体温中找出排卵日的位置,然后加上 256 ~ 270 d。②依据妊娠早期出现的症状如恶心等判断大致的时间。③对于曾经做过妇科检查且知道自己子宫大小的女性,可以通过当时的测量结果预测。④用首次感受到胎动的那一周乘以 2,得出的数字大致是完整孕期的周数(即 37 周左右)。

辅助检查:①连续 B 超下胎儿双顶径的测量及股骨长度以推测孕周。②宫颈黏液增多时间等。③妊娠早期血、尿 hCG 增高的时间推算孕周。

（二）胎儿情况及胎盘功能检查

1. 胎儿储备检查

1）胎动计数

如果胎儿的活动次数超过 30 次 /12 h，则视为正常。但是，若在这段时间内，胎儿的活动次数累计不足 10 次或者日均下降幅度超过 50%，那么就表明胎儿可能存在缺氧情况。

2）胎儿电子监护仪检测

可做无应激试验或缩宫素激惹试验。如果胎心基线伴有轻微的加速、早期减速、偶发变异减速，这意味着宫内存在缺氧情况，但是胎儿仍然具有一些储备。如果胎心基线呈现重度以上的加速，那就说明宫内的氧气缺乏严重，储备量较低。

2. 胎盘功能检查

1）尿雌三醇的连续测定

尿雌三醇的值大于 15 mg/24 h，孕妇仍可继续妊娠；若为 10 ～ 15 mg/24 h，则表示胎盘功能正在衰退；而如果 < 10 mg/24 h，胎儿可能会面临死亡。

2）B 超检查

观察胎动、胎儿肌张力、胎儿呼吸运动及羊水量。如果胎盘成熟度为Ⅲ级，且羊水指数小于 8 cm，那么胎儿的活动就会表现出保护性抑制。

3）胎盘病理检查

25% ～ 30% 胎盘的绒毛和血管是正常的，而 15% ～ 20% 仅有血管生成不足，但并未受到缺血的影响。另外，还有 40% 因为血液供应不足而引发了缺血，导致氧气供应不足。

3. 了解宫颈成熟情况

对预测引产能否成功起重要作用。

二、治疗

应当尽力避免过期妊娠的出现，争取在妊娠足月时处理。一旦确认为过期妊娠，就需要立即终止妊娠。至于终止妊娠的方式，应根据具体情况来决定。

孕妇妊娠 41 周应该住院，并且要密切监测胎心、胎动，同时也需要检查胎盘的功能。如果没有任何异常，等待宫颈完全发育后再进行引产手术。

（一）引产

对于被确认为过期妊娠但没有出现胎儿窘迫、没有明显的头盆不称、没有妊娠并发症的情况，可以进行引产。

首先，促宫颈成熟。妊娠满 41 周后，应常规行阴道检查并进行 Bishop 评分，如果低于 7 分，可以使用 2.5 U 催产素加 5% 的葡萄糖注射液 500 mL 静脉滴注，每天

1 次，连续 3 d，初始速度为 6~8 滴 /min，逐步增加滴速，调至 15~20 滴 /min；或者采用 200 mg 普拉睾酮与 5% 的葡萄糖注射液 20 mL 混合，静脉缓慢注射，同样也是每天 1 次，持续 3 d，以此来刺激子宫颈的发育。

其次，进行人工引产。如果子宫颈发育成熟，且 Bishop 评分大于 7 分，那么人工引产的成功率就会提高。如果宫口未开或者小于 2 cm，可以进行人工破膜，从而形成前羊膜囊以刺激宫缩。

最后，在分娩过程中，产妇应该持续吸氧并保持左侧卧位休息。进行胎心监测，密切观察羊水的状况，一旦发现胎儿出现窘迫情况，须立即采取相应措施。

（二）剖宫产

剖宫产指征如下：①胎盘功能不良，胎儿储备力差，不能耐受宫缩者；引产失败。②产程长，胎先露下降不满意或胎头定位异常。③产程中出现胎儿窘迫。④头盆不称。⑤巨大胎儿。⑥臀先露伴骨盆轻度狭窄。⑦破膜后羊水少、黏稠、粪染，不能在短时间内结束分娩者。⑧高龄初产妇。⑨存在妊娠并发症及合并症，如糖尿病、重度子痫前期、慢性肾炎等。

第五章 正常分娩与正常产褥

第一节 正常分娩

一、决定分娩的因素

通常来说，分娩是一种由多方面因素共同作用的结果，其中包括炎症反应学说、机械性刺激、内分泌控制理论、子宫功能性改变。四个主要的影响因素是产力、产道、胎儿及社会心理因素。如果这些条件都处于正常的水平并且能够协调配合的话，那么孩子就可以通过阴道自然分娩，称为正常分娩。然而，一旦任何一个或者多个因素出现问题或者是无法达到协调的状态，就会对产程产生阻碍，从而导致分娩困难即难产。

（一）产力

产力是指将胎儿及其附属物从子宫内驱出的力量。这个力量主要包括子宫收缩力，也就是所谓的宫缩；腹壁肌和膈肌的收缩力，也就是我们常说的腹压；以及盆底肛提肌的收缩力。

1. 子宫收缩力

在分娩过程中，子宫的收缩力是至关重要的。临产后子宫收缩力能使宫颈管缩短消失、宫口扩张、胎先露下降、胎儿及胎盘娩出。正常的宫缩具有以下特点。

1）节律性

节律性的宫缩被认为是一个重要的信号，表明分娩即将开始。正常宫缩是子宫体部不随意、有节律的阵发性收缩，产妇有疼痛感，故有阵痛之称。每一次宫缩都是由弱渐强（进行期），维持一定时间（极期），随后由强渐弱（退行期），直至消失进入间歇期。间歇期子宫肌肉松弛。阵缩如此反复出现，直至分娩全过程结束。

宫缩时，子宫肌壁血管及胎盘受压，导致子宫血流量减少。在子宫缩间歇期，子宫血流量会回到原来的状态，这有利于胎儿与母体之间的物质交换。这种节律性的子宫收缩不仅可以促使胎儿分娩，还能避免胎儿缺氧，对胎儿是有益的。

2）对称性和极性

正常宫缩是从两侧子宫角部开始，快速向子宫中线汇聚，左右对称，并向子宫下部扩散，表现出宫缩的对称性。子宫底部的收缩力和强度最强最持久，逐渐向下减弱，其是子宫下部的 2 倍，呈现出子宫收缩的极性。

3）缩复作用

宫缩时子宫体部肌纤维缩短变宽，间歇期肌纤维虽有松弛，但不能完全恢复到原来的长度。随着时间的推移，这样的过程重复多次，使得肌纤维越来越短，这个过程是随着分娩阶段的发展而发生的，它能逐步减少子宫腔内容积，迫使胎先露部不断下降以及宫颈管逐渐短缩直至消失。

2. 腹壁肌及膈肌收缩力

腹壁肌及膈肌收缩力是第二产程时胎儿顺利娩出的关键力量。腹压在第二产程末期，配合宫缩时效果最佳，过早用腹压可能导致孕妇感到疲惫并引发宫颈水肿，从而延长分娩时间。在第三产程，腹压还有助于已剥离的胎盘娩出。

3. 肛提肌收缩力

肛提肌收缩力有助于胎儿在骨盆内旋转。当胎头的枕部露出在耻骨弓下方时，肛提肌收缩力可以帮助胎头向后倾斜并顺利娩出，当胎儿娩出后，胎盘降至阴道时，肛提肌收缩力也有助于胎盘的娩出。

（二）产道

产道是胎儿娩出的通道，包括骨产道和软产道两个部分。

1. 骨产道

真骨盆，也就是骨产道，是产道的重要部分，其形状和尺寸与分娩有着密切联系。

为了更好地了解分娩时胎先露部通过骨产道的过程，临床常将骨盆腔分为 3 个假想平面，其中包括骨盆平面和其主要径线。

1）骨盆入口平面

真假骨盆的交界面，前起耻骨联合上缘，两侧经髂耻缘，至后面的骶骨岬上缘。其特点是前后径短而横径长。上口平面有 4 条径线。

（1）入口前后径

又称真结合径，是指从耻骨联合上缘中点到骶岬前缘正中间的距离，平均为 11 cm，是胎先露部进入骨盆上口的重要径线。

（2）入口横径

左右髂耻缘间之最大距离，平均距离为 13 cm。

（3）入口斜径

左斜径为左骶髂关节至右髂耻隆突间的距离，右斜径则是右骶髂关节至左侧髂耻隆突的距离，平均值为 12.75 cm。

2）中骨盆平面

中骨盆平面为骨盆最小平面，对产科临床具有重要意义。在该平面内，前端为耻骨联合下缘，两侧为坐骨棘，后端为骶骨下端。中骨盆平面还包含两条径线，即中骨盆横径和中骨盆前后径。

（1）中骨盆横径

指两侧坐骨棘间的距离，也称为坐骨棘间径，是胎先露部从骨盆中通过的重要径线，通常为 10 cm。它的长短与胎先露内旋转有密切联系。

（2）中骨盆前后径

从耻骨联合下缘的中点到两侧坐骨棘之间连接线中点到骶骨下端的距离，平均值为 11.5 cm。

3）骨盆出口平面

骨盆腔出口由两个位于不同平面上的三角形构成，前三角的上方是耻骨联合下缘，两侧是耻骨降支；后三角的顶部是骶尾关节，两侧是骶结节韧带。它共有 4 条径线。

（1）出口前后径

指耻骨联合下缘至骶尾关节间的距离，平均为 11.5 cm。

（2）出口横径

下口横径又称为坐骨结节间径，两侧坐骨结节内侧缘之间的距离，平均为 9 cm。若横向直径较长，则耻骨弓的角度也会较大。

（3）出口前矢状径

从耻骨联合下缘到坐骨结节间径中点的距离，平均为 6 cm。

（4）出口后矢状径

骶尾关节到坐骨结节间中点的距离，平均为 8.5 cm。如果出口的横径稍短，应测量出口后矢状径，两径的总和大于 15 cm 时，中等大小的胎头可以通过后三角区顺利经过阴道分娩。

4）骨盆轴

连接骨盆各假想平面中点的曲线，称为骨盆轴。此轴上段向下向后，中段向下，下段向下向前。

5）骨盆倾斜度

当女性直立时，骨盆入口平面和地面之间的夹角通常是 60°。如果这个角度过大，通常会影响胎头衔接。

2. 软产道

由子宫的下段、宫颈、阴道及盆底软组织构成的弯曲管道。

1）子宫下段的形成

由非妊娠时长约 1 cm 的子宫峡部伸展形成。妊娠 12 周后，逐渐扩张成为子宫腔的一部分，直至妊娠后期逐渐拉长形成子宫下段。分娩时规律的宫缩会使子宫下段迅速拉长成 7 ~ 10 cm。由于子宫肌纤维的缩复作用，上段肌壁变厚，而下段肌壁则被拉伸变薄。这种情况下，子宫上下段肌壁的厚度不同，形成一环状隆起，即所谓的生理性缩复环。生理情况下，这个环不能从腹部观察到。

2）宫颈的变化

（1）展平

子宫颈内口在宫缩的牵拉作用下，同时受到胎儿头部和羊水囊的支撑，逐渐向上、向外扩张成漏斗状，颈管变平成为子宫下段的一部分。初产妇在临产后子宫颈先是展平后才扩张，而对于经产妇则是同时进行展平和扩张。

（2）扩张

临产前初产妇的宫颈外口仅容指尖，而经产妇则容一指。临产后的宫缩使宫颈向上牵拉，胎先露或羊水囊的直接压迫使宫颈逐渐扩张，宫口开全时约为 10 cm。

（3）盆底、阴道、会阴的变化

胎先露及羊水囊将阴道上部撑开，使之成为一个向前向上弯曲的筒状结构，同时阴道黏膜皱襞展平，肛提肌向下并向两侧扩张，肌束分开，肌纤维拉长，会阴体会变薄，有助于胎儿顺利通过。

（三）胎儿

胎儿能否顺利通过产道，不仅取决于产力和产道因素，还与胎儿的大小、胎位以及是否存在畸形有关。

1. 胎儿大小

胎儿的头部是最大、可塑性最小、最难通过骨盆的部分。

1）胎头颅骨

头颅由顶骨、额骨、颞骨各 2 块和 1 块枕骨组成。在胎儿期，各颅骨之间有缝隙，包括冠状缝、矢状缝、人字缝、颞缝和额缝；两个颅骨缝交会的区域称为囟门，前面呈菱形的叫作前囟（大囟门），后面呈三角形的叫作后囟（小囟门）。颅骨缝和囟门的存在使骨板有一定活动空间，胎头具有一定可塑性。在分娩时，头颅通过产道时，胎头受到挤压，颅缝轻度重叠，使胎头变形并缩小，有助于胎儿顺利娩出。

2）胎头径线

（1）双顶径

为两顶骨隆突间的距离，是胎头最大横径，足月胎儿平均为 9.3 cm，医生通常会通过 B 超来测量此径线以估计胎儿大小。

（2）枕额径（前后径）

为鼻根至枕骨隆突下方的距离，胎头常以此径衔接，足月时，其平均长度为 11.3 cm。

（3）枕下前囟径（小斜径）

为前囟中点至枕骨隆突下方的距离，胎头俯屈后以此径通过产道，足月时平均长度为 9.5 cm。

（4）枕颏径（大斜径）

为颏骨下部中心到后囟顶端的距离，足月时平均长度为 13.3 cm。

2. 胎位

产道为一纵行管道。如果胎儿的头部或者臀部位于分娩通道内，并且其身体的长轴与其所在平面的中心点形成一条直线，那么它更容易顺利地经过该通道。头先露是胎头先通过产道，较臀先露易娩出，但需触清矢状缝和前后囟，以便确定胎位。矢状缝和囟门都是确定胎位的关键标识物。头先露时，在分娩过程中颅缝重叠，使胎头变形、周径变小，利于胎头娩出。臀先露时，由于臀部尺寸小于头部而且较为柔软，因此无法让产道充分扩张，当胎头娩出时又无变形机会，导致头部难以顺利地离开产道。肩先露时，胎儿身体的横向轴就会跟产道成90°，这种情况下，妊娠足月活胎就无法正常通过产道，这对母亲和胎儿都存在着极大的风险。

3. 胎儿畸形

胎儿在发育过程中可能出现脑积水、连体畸形等异常情况，由于胎头或胎体过大导致难产。

（四）社会心理因素

女性的一生中，分娩是一个重要的节点。许多产妇担忧自己是否能成功地完成生育任务，也害怕在分娩过程中出现意外情况，惧怕分娩时的痛苦、流血等状况，同时还忧虑自己和胎儿的身体健康受到威胁，担心胎儿可能存在先天疾病或有生命危险。这些情绪会影响到产妇的内心稳定性和自我调节能力，从而进一步影响其生产力及产程进展。

为了实现自然分娩，首先需要克服恐惧、焦虑和痛苦等情绪障碍。因为过度的压力会引发产妇的心率加速、呼吸急促等问题，导致氧气供应不足。此外，过度紧张还会抵消分娩过程中肌肉的活动效果，从而加剧肌肉抽搐和痛感。这种痛感和恐慌相互强化，形成了一个负面的反馈环路，所以，精神心理状况对分娩有着重要的影响。让产妇理解生育是自然的生物进程，学会放松，以避免过度担忧、焦虑和痛苦，这将有效地缓解子宫收缩时产生的疼痛。开展家庭式产房，鼓励配偶或者亲友参与到分娩中来，可以降低剖宫产的概率，缩短产程，减少产科干预率、围生儿病率及产褥病率。

二、先兆临产及临产诊断

（一）先兆临产

分娩发动之前，孕妇通常会出现一些预示即将分娩的症状，这被称为先兆临产。

1. 假临产

临近分娩的前 1 ~ 2 周，子宫的反应较为敏锐，常常会出现不规则收缩，这被称为假临产。这种症状通常会在夜晚开始并于次日早晨结束；每次的持续时间一般不超过 30 s 且没有固定模式；间隔的时间很长而且无法预测，同时宫缩的力量并不会逐步增加；宫颈管并未短缩，宫口也没有扩张；使用镇静剂可以有效地减缓或抑制宫缩。

2. 胎儿下降感

随着胎儿的头部下降进入骨盆入口，子宫底部也随之下移，孕妇感到上腹部的压力减轻，整体感到轻松，食量增加，呼吸更加顺畅。

3. 见红

阴道出血是即将开始分娩比较可靠的迹象。在分娩开始前 24 ~ 48 h，由于胎膜与子宫壁在宫颈内口处分离，导致毛细血管破裂，少量出血混合在宫颈管内的黏液栓中并排出，称为见红。如果阴道出血量明显增多，超过正常月经量，就应该考虑到可能是妊娠晚期出血性疾病。

（二）临产诊断

当临近分娩时，子宫开始有规律且逐渐增强地收缩，每次持续 30 s 或更长时间，间隔为 5 ~ 6 min，同时伴随着宫颈管逐渐消失、宫口扩张和胎先露部下降。

三、产程的分期及分娩的临床经过

（一）产程的分期

妊娠过程中，从规律性宫缩开始到胎儿以及胎盘娩出为止的整个时间段称为总产程，在临床上被划分为 3 个阶段。

1. 第一产程（子宫颈扩张期）

从规律性宫缩开始，到宫颈口全开。第一产程分为潜伏期和活跃期。潜伏期是宫口扩张的缓慢阶段，初产妇一般不超过 20 h，经产妇不超过 14 h。活跃期为宫口扩张的加速阶段，宫口开至 4 ~ 6 cm 进入活跃期，直至宫口全开（10 cm）。

2. 第二产程（胎儿娩出期）

从宫颈口开全到胎儿娩出。未实施硬膜外麻醉初产妇通常需要 1 ~ 3 h，而经产妇一般在 2 h 内。

3. 第三产程（胎盘娩出期）

从胎儿分娩到胎盘排出。这个过程需要 5 ~ 15 min，通常不会超过 30 min。

（二）分娩的临床表现

1. 第一产程的临床表现

1）规律宫缩

产程开始时，宫缩弱，并且间隔时长为 5 ~ 6 min；其持续时间短，大约只有 30 s。随产程进展宫缩持续时间渐长至 50 ~ 60 s 且强度不断增加，间歇期渐短至 2 ~ 3 min。宫口近开全时，宫缩持续时间可长达 1 min 或以上，间歇期仅 1 min 或稍长。

2）宫口扩张

宫颈管逐步变短、变薄，最终消失，同时宫颈口也在不断扩张，从第一次分娩开始时能容纳一指尖到 10 cm。此外，颈口边缘消失了，子宫下段和阴道形成了宽大的筒腔。

3）胎头下降

胎头下降是决定能否以阴道分娩的关键因素。随着宫缩和宫颈扩张，胎先露部会逐步降低，一般在宫口开大 4 ~ 5 cm 时，胎儿的头部应该到达坐骨棘水平。

4）胎膜破裂

胎膜破裂，简称破膜，指宫缩增强导致羊膜囊内压力上升，胎先露部下降，将羊水阻断为前后两部，分别称为前羊水与后羊水。前者可以协助扩大宫口。一旦羊膜囊的压力达到特定水平，胎膜便会自动破裂。这种现象通常出现在第一产程，但有时也会在正式临产前或者是在第一产程结束的时候出现。此外，还会从阴道流出带有血液成分的黏稠状物质。

2. 第二产程的临床表现

经过宫口开全后，胎膜多已自然破裂。若仍未破膜，常影响胎头下降，应行人工破膜。破膜后，宫缩常暂时停止，产妇略感舒适，随后重现宫缩且较前增强，每次持续 1 min 或以上，间歇期 1 ~ 2 min。当胎头降至骨盆出口压迫骨盆底组织时，产妇有排便感，不自主地向下屏气。随着产程进展，会阴渐膨隆和变薄，肛门括约肌松弛。宫缩时胎头露出阴道口，宫缩间歇时，胎头又回缩阴道内，称为胎头拨露，直至胎头双顶径越过骨盆出口，宫缩间歇时胎头也不再回缩，称为胎头着冠。此时会阴极度扩张，产程继续进展，胎头枕骨于耻骨弓下露出，出现仰伸动作，接着出现胎头复位以及外旋转后，前肩和后肩相继娩出，胎体很快娩出，后羊水随之涌出。经产妇第二产程短，有时仅需几次宫缩即可娩出。

3. 第三产程的临床表现

产后子宫快速紧缩至脐部下方 1 ~ 2 cm 的位置。随后，经历一段短时的休整阶段，子宫再度收紧。因为子宫腔容积急剧减小，导致胎盘无法随之调整并与其相贴合，从而导致胎盘和子宫壁剥离，这个过程伴随着出血，形成胎盘后血肿。随即，子宫持续地进一步收缩，剥离面不断增加，直至胎盘完全从子宫壁剥离而排出。

四、分娩的处理

（一）第一产程的处理

1. 一般处理

主要包括精神安慰、血压测量、鼓励进食、注意活动与休息、鼓励排尿与排便等。

1）精神安慰

产科医生务必理解，影响分娩的关键要素并不仅限于产力、产道、胎儿，还包括产妇的精神状态。在分娩过程中，医务人员应该尽最大努力安抚产妇，缓解其紧张感和担忧情绪，教授她们如何运用正确的呼吸技巧和身体松弛方法来应对分娩。

2）血压测量

宫缩时，应注意血压的测量，此时的血压通常会上升 5 ~ 10 mmHg，间歇期恢复正常。在第一次分娩中，每隔 4 ~ 6 h 进行一次血压检查。如果发现血压有所增加，那么需要增加测量次数并采取适当的措施。

3）鼓励进食

鼓励产妇少量多次进食无渣饮食，同时保证充足的水分摄入，以确保体力充沛。

4）注意活动与休息

在分娩结束后，如果宫缩不强且胎膜尚未破裂，产妇可以适当地在病房内活动，以便加快产程进展。然而，如果初次分娩的女性的子宫口几乎已经开全，经产妇宫口已扩大了 4 cm，那么应该采取左侧卧位。

5）鼓励排尿与排便

鼓励产妇每 2 ~ 4 h 排尿一次，以防止膀胱充盈对宫缩和胎头下降造成干扰。如果因为胎儿头部压力导致无法正常排泄，需要提高警觉并考虑是否存在头盆不称的问题，如有必要则需采取导尿等措施。对于初产妇来说，当宫颈开口 < 4 cm 或者第二次分娩的女性的宫颈开口 < 2 cm 的时候，可以采用温肥皂水的灌肠方式。这样既能够清理肠道，预防分娩过程中的感染问题，同时也能通过这种方法引发反射反应，从而加快产程的发展速度，若遇到胎膜提前破裂、阴道出血过多或怀疑可能发生头盆不称等问题，又或者是宫缩过于强烈且伴有严重的心血管疾病的孕妇，都不适宜使用此种方法。

2. 观察产程

当前，许多医院选择使用产程图来精确地追踪分娩过程并确保诊断数据的实时更新，以便能够迅速识别潜在问题并在早期采取措施解决。这种方法通过绘制宫颈扩张轨迹与胎儿头部下移路径的二维图像，使得整个分娩流程清晰可见。

1）宫缩

通过将手掌放在产妇腹部的方式，由医务人员对宫缩情况进行实时监测。当有宫缩发生的时候，会发现子宫体部隆起变硬；而在间歇期，则放松且柔软。每 1 ~ 2 h 连续观察宫缩 10 min，然后根据这段时间内的宫缩次数来评估其平均时长、间隔时间和力度，同时也要关注其是否具有一定的规律性。如果宫缩过于微弱或者频繁的话，应该采取相应的措施加以调整。此外，也可以使用胎儿监护仪器绘制出的宫缩图像，以此来分析宫缩的强度、频率和每次宫缩持续时间、间歇时间，这是更为全面地了解宫缩状况的一种有效手段。

2）胎心

（1）听诊器听胎心

潜伏期时需每 1 ~ 2 h 监测一次胎心，活跃期监测频率提高至每 15 ~ 30 min 一次，同时监测子宫收缩情况，每次监测持续 1 min。

（2）胎儿监护仪

使用胎儿监护仪记录胎心曲线，分析胎心率的变化和宫缩、胎动之间的联系。这种方法可以评估胎儿在子宫内的情况，比听诊器更为明显有效。

胎心率在 110～160 次 /min 为正常水平，如果胎心率低于 110 次 /min 或高于 160 次 /min，都可能暗示胎儿缺氧，需立即给予产妇吸氧、采取左侧卧位等处理，同时查找原因。

3）破膜

通常情况下，当宫口近开全时，胎膜会自动破裂，释放出前羊水。然而，如果发生这种情况，需要立刻监测胎心，同时评估羊水的质量及排出数量，并记录破膜时间。假如在监测过程中发现胎心减缓或羊水严重污染，应该马上进行阴道检查来确定是否存在脐带脱垂，并且给予紧急处理。此外，如果在破膜后的 12 h 内仍未能顺利分娩的话，就必须开始使用抗生素来避免可能发生的感染问题。

4）宫口扩张及胎先露下降

对于产妇的肛门检查步骤如下：首先令产妇平躺，双腿弯曲且分离。接着，检查者站在产妇的右侧，使用消过毒的纸张覆盖住会阴部以防止粪便进入阴道。接下来，检查者戴上手套并且涂抹上润滑液，之后轻柔地把示指插入直肠中，其他的手指保持紧握的状态。在执行此项操作的过程中，需要通过手指感受到尾骨末梢的活动情况，同时也要观察一下坐骨棘是否有凸出的情况，以便判断胎头的位置和高度。最后一步是指端掌侧去感受宫颈口，明确它的四个角落，预测宫口扩大的程度。当宫口近全开时，仅能摸到一个窄边。当宫口全开时，则摸不到宫口边缘。没有破裂的羊膜，可以在胎儿头部的前方找到具有弹性的羊膜囊；而在破裂后的情况下，可以直接接触到胎儿的头部，如果没有出现水肿现象，还可以清楚地感觉到颅缝和囟门的位置，这有利于确认胎位的准确性。假如能够触及有血管搏动的索状物，那么就有可能是脐带先露或脐带脱垂，这就需要立即采取行动。

经阴道指诊检查，可了解宫颈管消退，宫口扩张、胎先露高低等情况。胎头下降的幅度是由胎头颅骨最低点和坐骨棘之间的关系来表示，潜伏期时胎头下降不太显著，活跃期时平均下降 0.86 cm/h，可以作为判断分娩顺利与否的有效指标之一。

阴道检查必须经过彻底清洁和杀菌消毒之后才能执行，这样可以避免可能引发感染的风险。这种方式适合于那些无法通过肛门检查清楚的情况，例如产期进程较慢或者出现大量阴道流血等状况，同时也有助于对疑有脐带先露或头盆不称者进行评估。它能够直观地测量出骨盆的空间大小，判断先露部位的高度与位置，了解子宫颈口的柔软程度和扩张情况，确定是否有头盆不称、脐带脱垂，或者是判断出血的原因，尽可能地纠正异常胎位，以便为后续治疗提供决策依据。

（二）第二产程的处理

1. 密切监测胎心

宫缩频繁强烈，需要密切观察胎儿是否缺氧，监测胎心，通常每 5 ~ 10 min 监测一次，必要时使用胎儿监护仪进行监测，如发现胎心异常变化，应及时查明原因，并尽快结束分娩。

2. 指导产妇用力

宫口开全后，教导产妇如何有效地使用腹部压力。具体操作如下：首先，让产妇双手紧紧抓住产床的扶手，并把双脚踩到产床上；其次，宫缩时深吸一口气，同时屏住呼吸来增强腹部压力，然后再像排泄大小便那样往下用力；在宫缩间歇期，应当松弛身体所有肌肉并且保持平静；一旦新的宫缩再次发生，继续之前的屏气动作。如果发现在第二产程时间过长，必须迅速找出问题所在，尽力采用相应的方法终止分娩过程。此外，也需防止胎头的过度挤压和对产道的持续施压。

3. 接产准备

初产妇宫口开全，经产妇宫口扩张 4 cm 并且收缩节奏稳定有力时，应被转移到待产室并做好接产准备。产妇需要平躺在产床上，双脚弯曲并分开，露出外阴部，使用经过杀菌处理的纱布团来沾湿肥皂清洗其外阴部，顺序为小阴唇、大阴唇、阴阜、大腿内上 1/3、会阴及肛门周围。接着用温热的清水彻底清理干净，之后用消过毒的棉球把水分吸掉，最后涂抹 0.1% 的苯扎溴铵液或碘伏液进行消毒，铺以消毒巾于臀下。接下来，接产者要依照无菌操作的规定洗手、戴上手套和穿上手术服，然后再打开产科用品箱，准备接产。

4. 接产

接产者在接生时个体化指导产妇用力，接产者的右臂支撑在生产床面上，右手的拇指和其他四个手指分离，借助手掌的大部分肌肉力量抵住会阴区域。每次宫缩发生的时候，需要往上、内部方向施加压力，与此同时，左手要温柔地往下推压胎头的枕部，辅助胎头俯屈并且逐渐降低高度。在宫缩间歇期，对会阴部的支持力度适中，避免长时间的压迫导致会阴出现水肿现象。等到胎头已经完全位于耻骨弓下方，让产妇在间歇期稍向下屏气，左手协助胎头仰伸，慢慢推动胎头向前移动。待到胎头顺利推出以后，仍然要注意保护好会阴，切勿过于着急把胎儿的肩膀也拉出来，而是应该优先采用左手自胎儿鼻根向下颏挤压，排出其中的黏液和羊水，然后再调整头部姿势，确保胎儿的两个肩膀宽度能适应骨盆出口的前后直径大小。接产者的左手将胎儿颈部向下轻压，娩出前肩，然后上托胎颈使后肩从会阴前缘缓慢娩出。双肩娩出后，右手方可放松，最后双手协助胎体及下肢相继以侧位娩出，并记录胎儿娩出时间。

在会阴状况较差、胎儿过大、初产妇、臀先露助产以及经阴道分娩的情况下，为了母儿的健康，应该进行会阴侧切手术。

在胎儿头部分娩的过程中，如果脐带缠绕颈部一周且较为松弛，可以通过从头部滑落或者顶住肩部来推动，这样有利于胎儿的顺利分娩。然而，如果脐带缠绕颈部数周或者过于紧绷，那么可以用两把血管钳将其夹住，并剪断，这样胎儿的肩膀和身体就能顺利分娩出来了。

（三）第三产程的处理

1. 新生儿处理

胎儿娩出后，接生者应立即进行新生儿处理，无须等待胎盘娩出再处理。处理包括以下几个方面。

1）清理呼吸道和保暖

一旦新生儿的脐带被剪断，就需要持续清洁气道中的分泌物和羊水。如果确定了新生儿气道畅通无阻但还没有开始啼哭时，可以轻轻敲击其脚掌来刺激大声啼哭。同时要注意保持温度适宜并彻底清洗干净新生儿身上的羊水。

2）处理脐带

在脐带处进行消毒，在距离脐根 0.5 cm 的位置结扎，再在结扎线外 0.5 cm 的位置结扎第二道。接着在第二道结扎线外 0.5 cm 的位置剪断脐带，并挤出断端残留的血液，对脐带断面进行消毒。待断面干燥后，用无菌纱布包扎好，并再次用脐带布进行包扎。目前更常使用脐带夹、血管钳等工具替代双重结扎脐带的方法。在处理脐带时，需要注意新生儿保暖。

3）新生儿处理

清洗新生儿足底上的胎脂后，在新生儿的档案上打上足印和母亲的指纹，然后在新生儿手腕戴上标有新生儿性别、体重、出生时间、母亲姓名和床号的手环，并裹上包被。经过详细体检和记录后，将新生儿交给母亲，让她抱着新生儿进行首次哺乳。

2. 协助胎盘娩出

妥善处理分娩过程中的娩出胎盘，有助于降低产后出血的概率。一旦确定胎盘已经彻底分离，应利用宫缩时机，使用左手抓住宫颈底部（拇指放在子宫的前侧，其他四根手指放置在子宫的背部），然后施加压力，与此同时，借助右手轻轻地拽动脐带，辅助娩出胎盘。待胎盘娩出至阴道口时，应用两只手掌支撑着它朝特定方向转动并且慢慢往外拉扯，确保整个胎膜能顺利排出。如果胎膜有部分破损，可以用血管钳固定住破损的部分持续拖动和转动，直至所有内容物都出来为止。取出胎盘、胎膜之后，按摩子宫来刺激其收缩从而减少出血量。

3. 检查胎盘胎膜是否完整

先将胎盘整平后，检查母体面是否存在胎盘小叶缺损，然后提起胎盘，观察胎膜是否完整，随后检查胎儿面是否有血管断裂，确保及时发现副胎盘。若存在副胎盘或大部分胎盘和胎膜残留，需在无菌条件下动手进入宫腔，取出残留组织。

4.检查软产道

胎盘娩出后，应立即检查会阴、小阴唇内侧、尿道口周围、阴道和宫颈是否有裂伤，如果有，就要及时进行缝合处理。

5.预防产后出血

一般而言，正常分娩血液流失不会超过 300 mL。既往有产后出血史或易发生宫缩乏力的产妇（如多产妇、双胎妊娠、羊水过多、滞产等），可以在胎儿前肩娩出时，静脉推注麦角新碱 0.2 mg 来预防这种情况的发生。同样地，也可以把缩宫素 10 U 加入到 25% 的葡萄糖溶液中静脉推注；另外一种方法是在胎儿娩出后立即经脐静脉快速推注生理盐水 20 mL 加缩宫素 10 U。这两种方式都可以有效促进胎盘的及时剥离，从而降低出血的可能性。如果发现胎盘没有完全剥离并且大量出血的话，那么就需要行手取胎盘术。若胎儿已经离开母亲 30 min 但是仍然不见胎盘，而且血液并没有大量地流失，这时候应该先让孕妇排空膀胱，然后轻轻按摩一下肚子，接着静脉推注子宫收缩剂刺激子宫肌肉，以便能够顺利排出胎盘。若胎盘娩出后出血多，可以通过在下腹部直接注入宫体肌壁内或肌内注射麦角新碱 0.2 ~ 0.4 mg，并将缩宫素 20 U 加入到 5% 的葡萄糖溶液 500 mL 内静脉滴注。

执行手取胎盘术时，术者需要更换手术衣及手套，重新对外生殖器进行清洁处理。把右手握成圆锥形，伸进宫腔，使其指尖面向胎盘所在的位置，并将四指合并在一起，用拇指和示指的尺骨部分轻轻而缓慢地沿着子宫边界将胎盘逐步分离开来，与此同时，左手应该在腹部的位置施加压力于子宫底部，也可让助手帮助按压宫底。待确认胎盘已全部剥离方可取出胎盘。

第二节　正常产褥

一、产褥期母体的生理变化

（一）生殖系统的变化

在产褥期，子宫的变化最大。子宫复旧是指胎盘娩出后子宫恢复未孕状态的过程，主要包括子宫体肌纤维缩复和子宫内膜的再生。在子宫复旧过程中，子宫重量和体积均会减少。肌细胞会减小，但数量不会减少。多余的胞质蛋白会被分解并通过代谢排出体外。产后的子宫重约 1 000 g，大小为 17 cm × 12 cm × 8 cm；1 周后重约 500 g，大约 12 孕周大小；10 d 后子宫已降至骨盆腔，不可触及；2 周后重约 300 g；6 周后重约 50 g，大小也会恢复到未孕状态。产后 2 ~ 3 d，子宫内膜分为浅层和深层。浅层会发生退变，深层则会迅速再生，形成新的内膜。到产后 3 周，新的内膜已经覆盖了胎盘附着部位以外的子宫内壁，而胎盘附着部位的内膜则需要 6 周才能完全覆盖。产后宫颈会松弛下垂，外口呈环状。直到分娩后的第 2 天，女性的生殖器官才会逐步重新适应其功能；而在 3 d 后，宫颈仍可接受 2 指的大小的物体进入其中；大约一周以后，内口将会被封闭起来。

（二）循环系统的变化

当产妇分娩结束、胎盘剥离之后，子宫胎盘血液循环终止，与此同时，大量血液从子宫进入体循环，妊娠期潴留的组织间液被重吸收。产后 72 h 内，产妇总血压可能会上升 15% ~ 25%。对于心脏健康的产妇来说，这种压力增大可能不会造成太大的影响，但如果心脏状况不是很好或者已经出现过问题，那么由此引发心脏疾病的风险会大大提高。随着时间的推移，通过自我调整机制的作用，通常情况下产妇会在分娩后的 2 ~ 3 周逐渐回到未孕时的血压正常值范围内。

（三）血液系统的变化

产褥早期产妇的血液仍呈高凝状态，这对降低产后失血量以及加速子宫伤口愈合是有益的。这个特定的状况直到产后 2 ~ 4 周才会逐步消退。产褥早期白细胞数量会显著提升可达（15 ~ 30）× 10^9/L，主要由中性粒细胞上升所主导，并在产后的 1 ~ 2 周回归正常水平。产后贫血是常见的现象，通过改善饮食与使用药品可以慢慢缓解。血小板计数增长，红细胞沉降率也会有所提高，通常会在产后 3 ~ 4 周的时间内恢复常态。

（四）呼吸系统的变化

在分娩后，由于膈肌下降和腹压降低，产妇的呼吸方式已经从妊娠晚期的胸式呼吸转变为了胸腹式呼吸。这种呼吸方式的幅度更大，频率也更慢，14 ~ 16 次 /min。

（五）消化系统的变化

随着产妇体内的孕酮含量降低，胃动素水平增加，胃肠道的肌张力和蠕动逐步回升，同时胃酸的分泌量也开始增多，通常会在分娩后的 1 ~ 2 周达到正常的标准。所以，产褥早期产妇往往会感到没有胃口，更喜欢吃一些清淡的食物，然后慢慢地改善。因为产妇大部分时间都在床上休息，很少有锻炼的机会，饮食中所含的纤维质也比较低，再加上盆底肌及腹肌变得较为松弛，使得胃肠动力相对减弱，容易引发便秘的问题。

（六）泌尿系统的变化

产后循环血量增加，组织间液重吸收使血液稀释。在这个身体自我调整的过程中，肾脏的功能得到了加强，从而增加了尿量的排出。这种现象在产后第 1 周表现得尤其显著。妊娠期肾盂与输尿管会出现轻度的生理性扩张，并在分娩后的 2 ~ 8 周逐渐恢复至正常水平。由于分娩过程中的压力的影响，膀胱可能会被压缩，其内部组织可能出现充血及水肿的现象，并且对内压的敏感性降低，同时也会因为会阴部切口疼痛等，引发尿潴留的情况，这种情况通常会在产后 24 h 内开始显现出来。

（七）内分泌系统的变化

胎儿娩出后，胎盘分泌的激素在母体中快速减少。雌激素降至卵泡期水平需要 3 d，孕激素则需 1 周。hCG 通常会在产后 2 周消失。hPL 的半衰期为 30 min，消失速度很快，产后 6 h 就无法检测到。其他酶类或蛋白质，如耐热性碱性磷酸酶（HSAP）、CAP、甲胎蛋白（AFP）等，产后 6 周可以恢复到未妊娠时的水平。妊娠时高水平的雌激素和孕激素通过负反馈抑制 GnRH 的分泌，导致垂体功能下降。产后恢复较缓慢，且与哺乳情况有关，通常在产后 4～6 周产妇逐渐恢复对 GnRH 的敏感度。不哺乳的产妇可能在产后 6～10 周恢复月经，平均在产后 10 周排卵。哺乳的产妇月经恢复较晚，有些在哺乳期内可能没有月经，但在月经恢复前可能已经多次排卵，需注意避孕。

妊娠过程中产妇的甲状腺、肾上腺、胰岛、甲状旁腺等内分泌腺体的功能都经历一系列变化，多在产褥期恢复到妊娠前的状态。

（八）免疫系统的变化

妊娠期产妇的免疫系统会受到一定程度的抑制，以防止对胎儿产生排斥反应。这主要表现在抑制性 T 淋巴细胞和辅助性 T 淋巴细胞的比例增高等方面。然而，在分娩后，这种平衡会被打破，产妇免疫力逐渐提升，例如，血液中如自然杀伤细胞（NK 细胞）、淋巴因子激活的杀伤细胞（LAK 细胞）和大颗粒细胞（LGL）数量增多且活性提高。尽管如此，产妇在产褥期的免疫能力仍然相对较低。

（九）精神心理的变化

产妇的情绪波动对于分娩后康复有着关键性的作用。大部分的产妇都容易出现情绪起伏大并且敏感的情况。尤其是在分娩后的第 1 周，大多数产妇都会有不同程度的紧张或抑郁，甚至可能会发展成严重的产后抑郁症。通过给予产妇社交与情感上的照顾，尤其是来自配偶及家庭的支持关爱，可以有效地预防这些负面情绪的发生。

（十）泌乳的变化

在妊娠期间，胎盘释放出大量的雌激素，有助于乳腺腺管发育；与此同时，大量的孕激素也刺激了乳腺腺泡发育，从而为哺乳期的乳汁供应做好了准备。一旦分娩结束，母亲的血液中的雌、孕激素浓度急剧降低，解除了对乳汁产生的限制，并且母体内催乳素（PRL）含量非常高。新生儿的吸吮行为会影响乳汁的分泌，因为这种动作能通过乳头传递信号到下丘脑，抑制下丘脑分泌的多巴胺及其他催乳抑制因子，使腺垂体释放催乳素。同样，这个过程也可以由乳头的感官信号反馈给位于大脑底部的神经垂体，进而引发反射性的缩宫素分泌，缩宫素可以影响乳腺腺泡周围的肌上皮细胞，使乳汁通过腺泡、小导管进入乳窦和输乳导管而喷出。另外，乳房的排空对于再次产生乳汁来说也非常重要。最后，乳汁的产量还会受到母亲的饮食、休息、心理及身体健康状况的影响。

对于新生儿来说，母乳是最理想的食物来源。它的纯净度高，富含各种营养成分且温度适中，这使得它非常易于被婴儿消化与吸收。母亲所产生的乳汁会根据婴儿的成长需求而调整，刚分娩后的前几天产出的乳汁被称为初乳，相对较为浓厚，因为其中包含了胡萝卜素，所以呈现出淡黄色，蛋白质含量也相当之高。之后分娩的乳汁则为成熟乳，蛋白质含量相较于初乳有所降低，但脂肪和乳糖的比例却显著增加。除了提供充足的营养成分、多样的微量元素和维生素之外，母乳里还有一些免疫物质，这对促进婴儿成长发育和提升他们的抵抗力具有重要作用。

二、产褥期的临床表现、处理及保健

（一）产褥期的临床表现及处理

对产妇产后的观察和适时的指导非常关键，不能被忽视。

1. 生命体征

每天对产妇进行两次体温、心率、呼吸频率和血压的测量。分娩过程中会耗费大量的能量与水，产后 24 h 内的体温可能会有轻微上升，但通常不会超过 38 ℃。因子宫胎盘血液循环终止以及静躺休养的影响，产妇的心率可能会稍有减缓，为 60 ~ 70 次 /min。产后呼吸会变得更深且节奏较慢。血压则相对稳定。如果上述任何一项指标发生较大变化，需要迅速找出问题所在并采取相应的措施。

2. 子宫复旧及恶露

依据子宫恢复的过程，跟踪和记录宫底的高度，以便了解子宫恢复的情况。在此之前，嘱咐产妇排尿并且按压腹部，待其放松后再次检测。因为产褥初期，子宫的收缩可能会导致剧烈疼痛，这被称为产后宫缩痛。通常情况下无须特殊治疗，但对于症状较重的患者可以考虑使用针灸或者镇痛药。

产后随着子宫蜕膜的脱落，含有血液、坏死蜕膜等的组织经阴道排出，称为恶露。恶露分为以下几种。

1）血性恶露

颜色鲜红，包含大量血液以及少量胎膜和坏死蜕膜组织，持续时间为 3 ~ 4 d。

2）浆液性恶露

呈淡红色，类似浆液，包含较多宫颈黏液、坏死蜕膜组织、少量红细胞和白细胞，且有细菌，持续时间为 10 d 左右。

3）白色恶露

黏稠，颜色偏白，含有较少的血液，内含大量白细胞、蜕膜组织、表皮细胞和细菌等，维持约 3 周。

正常恶露有血腥味，但无臭味，通常会延续 4 ~ 6 周。每日都应该检查并记录其数量、颜色和气味的变化情况。如果发现红色恶露增多且持续的时间较久，那么可能存在子宫复旧不良的情况，需要使用子宫收缩剂来改善这种情况。若恶露有腐臭味，而且伴随着子宫疼痛感，则有可能与感染或者胎盘胎膜滞留在体内有关，此时需应用广谱抗生素防止感染的发生。

3. 外阴

确保外阴的干净和干燥，每天使用 0.1% 苯扎溴铵或者 1 ∶ 5 000 的高锰酸钾来清理外部生殖器 2 ~ 3 次，擦净之后放置经过消毒的卫生巾。如果存在外部生殖器的水肿问题，可以采用 50% 的硫酸镁温热敷，每日 2 次，每回持续时间为 15 min。对于会阴切开缝合者，除了正常的冲洗之外，在大便过后需要立即清理，并采取健康的睡姿（即健侧卧位），每日检查伤口周围有无红肿、硬结及分泌物。通常会在产后的 3 ~ 5 d 拆除缝线，但如发现伤口出现感染迹象，则可能需要提早拆线以释放积液或行扩创处理。

4. 乳房

母亲所提供的乳汁富含各种营养成分且容易被婴儿吸收，因此是最适合婴儿的食物，必须正确指导产妇哺乳。产后 1 h 内应该立即给新生儿哺乳，这样可以促进乳腺分泌更多的乳汁。一般来说，建议母乳喂养至婴儿 2 岁，其中，在婴儿 6 个月以后逐渐添加辅食。此外，产妇还需要时刻关注自身乳房的大小变化，注意是否有红肿、发热或是硬结等问题出现。常见的乳房问题包括以下几种。

1）乳房胀痛

多由乳腺管受阻导致乳房出现硬结。哺乳前热敷乳房 3 ~ 5 min，可使用电动按摩器或双手从乳房边缘向乳头中心按摩，帮助疏通乳腺管。如果婴儿吸吮力不足，可以使用吸乳器进行辅助吸引，也可以遵医嘱使用药物散结通乳。

2）乳头皲裂

通常是婴儿含吮不当或者过于频繁地使用肥皂、酒精等刺激物质于乳头上所致。对于轻微的破损情况，可以继续哺乳，但在开始之前湿热敷并按摩乳房与乳头 3 ~ 5 min，哺乳后从乳头中挤出一些乳汁涂在乳头和乳晕上，这样能有效促进皮肤愈合。如果伤口较为严重的话，建议暂停哺乳，可使用吸乳器将乳汁吸出后喂给婴儿。

3）乳汁不足

乳汁的分泌受到多种因素的影响。为了确保产妇有充足的乳汁，需要保持其情绪愉快，保证充足的睡眠，提供丰富的营养，进行正确的哺乳指导，也可采用针刺或中药催乳的方法来促进乳汁的分泌。

4）退奶

产妇如果不能哺乳，应尽早退奶。芒硝 250 g 捣碎后装在 2 个布袋内，分别敷于两乳房上并固定；也可用生麦芽 60 ~ 90 g 煎服，每日 1 剂，连服 3 ~ 5 d。

5. 其他

分娩后 4 h 就应当鼓励产妇排尿，6 h 还不能自主排尿者则需采取相应的治疗方法。若产后 48 h 无大便，可服用缓泻剂或使用开塞露。产褥早期，由于大量流汗，要注意个人清洁并且预防着凉或中暑。

（二）产褥期保健

1. 产后活动

经阴道自然分娩者，产后 6～12 h 可以进行轻微活动，24 h 后可以下床活动。特殊情况如会阴切开、剖宫产，可以适当延迟下床时间。产后健身操对恢复腹部和盆底肌肉、促进体质恢复有积极作用。

2. 饮食

产后初期建议食用流质或清淡半流质食物，根据产妇的消化情况，之后可以逐渐过渡到普通饮食。饮食应当富含蛋白质、维生素、纤维素和水分。

3. 产后访视及检查

为掌握母亲与婴儿的健康状况，产后至少要进行 3 次访视，分别在产妇出院后 3 d，产后 14 d 和 28 d 进行。访视的主要目的是评估母婴的健康状况，检查内容包括哺乳情况、血压、妇科检查（了解子宫是否已恢复至非孕状态）、血及尿常规等。

4. 其他

产妇产褥期内不宜进行性生活，若进行性行为需采取避孕措施。哺乳者最好选择使用工具避孕，不哺乳者选用药物或工具避孕均可。

第六章　异常分娩与产褥期疾病

第一节　异常分娩

常见的异常分娩有产道异常、产力异常和胎儿异常。

一、产道异常

产道包括骨产道（骨盆腔）与软产道（子宫下段、宫颈、阴道、外阴），是胎儿经阴道娩出的通道。产道异常可使胎儿娩出受阻，临床上以骨产道异常多见。

（一）骨产道异常

骨盆径线过短或形态异常，致使骨盆腔小于胎先露部通过的限度，阻碍胎先露部下降，影响产程进展，称为狭窄骨盆。狭窄骨盆可以是一个径线过短或多个径线过短，也可以是一个平面狭窄或多个平面同时狭窄。当一个径线过短时，要观察同一个平面的其他径线的大小，再结合整个骨盆腔大小与形态进行综合分析，作出正确判断。

1. 诊断

在分娩过程中，骨盆是个不变的因素。狭窄骨盆影响胎位和胎先露部在分娩机制中的下降和内旋转，也影响宫缩。

1）病史

询问产妇既往是否患有佝偻病、脊髓灰质炎、脊柱和髋关节畸形或者受过外伤，如果是经产妇，应了解其过去的分娩经历。

2）一般检查

测量身高，如身高在 145 cm 以下，应警惕均小骨盆，注意观察体形、步态、有无跛足，脊柱及髋关节畸形。

3）腹部检查

（1）腹部形态

注意观察腹部形态，测耻上子宫底高度及腹围，B超观察胎先露与骨盆的关系。并测量胎头双顶径、腹围、股骨长综合评估胎儿的体形，判断能否顺利通过骨产道。

（2）胎位异常

由于骨盆入口过窄，胎儿的头部往往不能完全进入盆腔内，这可能会引发胎位异常，比如臀先露、肩先露等。同样地，中骨盆狭窄也可能影响已经进入盆腔的胎儿头部内旋转，从而导致持续性的枕横位和枕后位等问题。

（3）估计头盆关系

正常情况下，部分初产妇在预产期前2周、经产妇在临产后，胎头应入盆。

如已临产，胎头仍未入盆，则应充分估计头盆关系。检查头盆是否相称的具体方法是：产妇排空膀胱，仰卧，两腿伸直，检查者将手放在产妇耻骨联合上方，将浮动的胎头向骨盆腔方向推压，如胎头低于耻骨联合平面，表示胎头可以入盆，头盆相称，称为跨耻征阴性；如胎头与耻骨联合在同一平面，表示可疑头盆不称，称为跨耻征可疑阳性；如胎头高于耻骨联合平面，表示头盆明显不称，称为跨耻征阳性。

4）骨盆测量

各径线较正常值小2 cm或更多，为均小骨盆。骶耻外径 < 18 cm 为单纯扁平骨盆。对角径 < 11.5 cm，骶岬突出为骨盆入口平面狭窄属单纯扁平骨盆。中骨盆平面狭窄与骨盆出口平面狭窄往往同时存在，应测量坐骨棘间径、坐骨切迹宽度、出口后矢状径。坐骨结节间径加出口后矢状径 < 15 cm，耻骨弓角度 < 90°，坐骨切迹宽度 < 2 横指为漏斗型骨盆，其中坐骨结节间径约 7.5 cm 为轻度漏斗骨盆，坐骨结节间径 ≤ 7.0 cm 为重度漏斗骨盆。骨盆两侧的侧斜径或侧直径，两者相差 > 1 cm 为偏斜骨盆。

2. 治疗

确定骨盆狭窄的种类和严重性，掌握胎位、胎儿大小、胎心、宫缩强弱、宫颈扩张程度、是否有破膜等，结合产妇年龄、分娩次数、是否有过去分娩经验进行全面评估，从而决定分娩方式。

1）一般处理

在分娩过程中，消除产妇精神紧张与顾虑，保证其营养及水分的摄入，必要时补液。同时严密观察宫缩、胎心、产程进展及胎先露下降程度。

2）骨盆入口平面狭窄的处理

绝对性骨盆入口狭窄：对角径 ≤ 9.5 cm，足月活胎不能入盆，择期剖宫产术。

相对性骨盆入口狭窄：对角径 10 ~ 11 cm，足月胎儿体重 3 000 g 左右，胎心正常，可在严密观察下试产。如规律宫缩 6 ~ 8 h，胎头仍未能入盆，或伴有胎儿窘迫，应行剖宫产术结束分娩。

3）中骨盆平面以及骨盆出口狭窄的处理

在分娩过程中，胎儿在中骨盆完成俯屈和内旋转动作，如中骨盆平面狭窄，则胎头俯屈和内旋转受阻，易发生持续性枕横位或枕后位。如宫口开全，胎头双顶径已达坐骨棘水平或更低，可经阴道行低位产钳或胎头吸引器助产。如胎头双顶径未达坐骨棘水平，应行剖宫产术。骨盆出口平面是产道的最低部位，应于临产前对胎儿大小、头盆关系做出充分估计，决定能否阴道分娩，不可进行试产。如坐骨结节间径与出口后矢状径之和 > 15 cm，多数胎儿可经阴道分娩；如两者之和 ≤ 15 cm，足月胎儿一般不能经阴道分娩，应择期行剖宫产术。

4）均小骨盆的处理

除了胎儿较小且产力、胎位正常，头盆相称可进行试产，大部分情况下如头盆不对称、胎儿较大，应在适当的时间行剖宫产术。

5）畸形骨盆的处理

根据畸形骨盆狭窄程度、胎儿大小、产力等情况具体分析，如畸形导致头盆不称，应择期行剖宫产术。

（二）软产道异常

软产道包括子宫下段、宫颈及阴道。软产道异常所致的难产少见，容易被忽略。应在妊娠早期常规行双合诊检查，了解软产道有无异常。

1. 阴道异常

1）阴道横隔

阴道横隔多位于阴道上、中段，在横膈中央或稍偏一侧多有一小孔，易被误认为宫颈外口，产程中常因胎先露下降缓慢或受阻，阴道检查后发现。当横膈被撑薄，直视下自小孔将横隔作"X"形切开，因胎先露下降压迫，故通常无明显出血。待分娩结束后，再切除剩余的隔，用可吸收线间断或连续缝合残端。如横隔高且坚厚，阻碍胎先露下降，则需行剖宫产术。

2）阴道纵隔

阴道纵隔若伴有双子宫、双宫颈。位于一侧子宫内的胎儿下降，通过该侧阴道娩出时，纵隔被推向对侧，分娩多无障碍。当纵隔发生于单宫颈时，有时位于胎先露前方，随之下降，如纵隔薄可自行断裂，分娩无障碍。如纵隔厚，阻碍胎先露部下降，须在纵隔中间剪断，待分娩结束后，再剪除剩余部分，用可吸收线间断或连续缝合残端。

3）阴道狭窄

由于产伤、药物腐蚀、手术感染等致使阴道瘢痕挛缩形成阴道狭窄者，如位置低、狭窄轻，可行较大的侧切，经阴道分娩，如位置高、狭窄重、范围广，应行剖宫产术。

4）阴道尖锐湿疣

在妊娠期间，湿疣的生长速度非常快，应早发现并及时治疗。如果阴道尖锐湿疣体积大且覆盖面广，会妨碍分娩，易发生裂伤、血肿和感染。为了防止新生儿受到感染，以行剖宫产术为宜。

2. 宫颈异常

1）宫颈外口黏合

宫颈外口黏合多在分娩受阻时发现，当宫颈管已消失而宫口不扩张，仍为一很小的小孔，通常用手指稍加压力可分离黏合的小孔，宫口则很快开全。偶有宫口无法开大，需行剖宫产术。

2）宫颈水肿

宫颈水肿多见于枕后位或滞产，宫口未开全而产妇过早屏气使用腹压，致使宫颈前唇长时间被压于胎头与耻骨联合之间，血液回流受阻引起水肿，影响宫颈扩张。可应用50％硫酸镁湿热敷局部，促使水肿消失，宫口即可继续扩张；也有用地西泮5 ～ 10 mg 局部多点注入或静脉缓慢推注，待宫口近开全，接生者用手将水肿的宫颈前唇上推，使其越过胎头，则可经阴道分娩。如经上述处理宫口不继续扩张，应行剖宫产术。

3）宫颈瘢痕

宫颈陈旧性裂伤或宫颈锥切术后、宫颈裂伤修补术后、宫颈深部电烙术后等所致的宫颈瘢痕，通常于妊娠后软化，但如果宫缩很强，宫颈仍不扩张，不宜久等，应行剖宫产术。

4）宫颈癌

此时癌肿硬而脆，缺乏伸展性，临产后影响宫颈扩张，如阴道分娩，有发生大出血、裂伤、感染和癌肿扩散的危险，故不应经阴道分娩，而应行剖宫产术，术后可行放射治疗。如为早期浸润癌，可先行剖宫产术，同时行广泛全子宫切除术及盆腔淋巴结清扫术。

5）宫颈肌瘤

生长于子宫下段和宫颈的较大肌瘤，占据盆腔或阻塞于骨盆入口时，影响胎先露部进入骨盆入口，应行剖宫产术。如肌瘤在骨盆入口以上而胎头已入盆，肌瘤不阻塞产道则可经阴道分娩。

二、产力异常

产力包括子宫收缩力、腹肌和膈肌收缩力及肛提肌收缩力，其中以子宫收缩力为主，而腹壁肌和膈肌收缩力以及肛提肌收缩力只在第二产程中起到一定的辅助作用。凡在分娩过程中，子宫收缩的节律性、对称性及极性不正常，或强度、频率有改变，称为子宫收缩力异常。

（一）诊断要点

1. 子宫收缩乏力

根据发生时间可分为原发性和继发性两种。所谓原发性子宫收缩乏力是指产程开始就出现子宫收缩乏力，宫颈口不能如期扩张，胎先露不能如期下降，产程延长；继发性子宫收缩乏力是指产程进展到某一阶段（多在活跃期或第二产程）出现停滞或进展缓慢。

协调性子宫收缩乏力（低张性子宫收缩乏力）：子宫收缩具有正常的节律性、对称性和极性，但收缩力弱，宫腔压力低（＜ 180 Monterideo 单位），出现产程延长或停滞。

不协调性子宫收缩乏力（高张性子宫收缩乏力）：子宫收缩的极性倒置、节律不协调，属无效宫缩，对母婴危害甚大。

2. 子宫收缩过强

1）协调性子宫收缩过强

这类产力异常表现为子宫收缩力过强、过频，而子宫收缩的节律性、对称性和极性均正常。若产道无阻力，分娩在短时间内可结束，总产程＜3 h，称急产，这类分娩极大地危害母儿健康，产道损伤、新生儿颅内出血、窒息、新生儿外伤的发生率明显高于正常产。

2）不协调性子宫收缩过强

（1）子宫痉挛性狭窄环

特点是子宫局部平滑肌呈痉挛性收缩，形成环状狭窄，持续不放松，常见于子宫上段、下段交界处及胎体狭窄部，如胎儿颈部。临床表现为产力好，无头盆不称，但产程进展缓慢，或胎盘嵌顿。狭窄环不随宫缩上升，与病理性缩复环有较大的区别，不是子宫破裂的先兆。

（2）强直性子宫收缩

原因：①临产及发生分娩梗阻。②不适当地应用缩宫素。③胎盘早剥血液浸润子宫肌层。

临床表现及诊断：产妇烦躁不安，持续性腹痛，拒按，胎位触不清，胎心听不清，严重者出现病理缩复环、血尿等先兆子宫破裂征象。

（二）处理

1. 子宫收缩乏力

1）协调性子宫收缩乏力

无论是原发性还是继发性，首先得明确病因，若有头盆不称，不能从阴道分娩者，应及时行剖宫产。若排除了头盆不称或胎位异常，估计能经阴道分娩者，应考虑加强宫缩。

（1）第一产程

一般处理：给予产妇精神上的安抚，增加能量摄入，适当使用镇静药物。

加强宫缩：无头盆不称或宫颈口开大 3 cm 及以上，可人工破膜。人工破膜应在宫缩间隙时进行，以防引起羊水栓塞这一严重并发症。也可用地西泮静脉注射，催产素静脉滴注，一般以催产素 2.5 U 加入 5％葡萄糖溶液 500 mL，从 8 滴 /min 开始，根据宫缩强弱进行调整，对于不敏感者，可逐渐增加缩宫素剂量。

（2）第二产程

若无头盆不称，则应加强宫缩，以缩宫素为最佳选择，胎头双顶位已通过坐骨棘平面，等待自然分娩或行会阴侧切、胎头吸引术、产钳助产；如胎头未衔接或胎儿宫内窘迫，应行剖宫产术。

（3）第三产程

宫缩乏力容易并发产后出血，故在胎肩娩出后，肌内注射或静脉滴注缩宫素（或麦角新碱），同时应预防感染。

2）不协调性子宫收缩乏力

处理原则是镇静，调节宫缩，恢复宫缩极性。①哌替啶 100 mg 或吗啡 10 mg，肌内注射镇静。② 25% 硫酸镁 10 mL，静脉缓慢注射缓解缩窄环。若经上述处理，缩窄环仍未缓解，若胎儿存活，立即剖宫产；若胎儿已死，一边等待，一边严密观察。

总之，紧密观察产程进展，找出宫缩异常的原因。判断是何种产力异常，应不失时机地找出难产的原因与类型，给予恰当处理，过早干预不好，过晚处理又会失掉抢救机会，做到心中有数，既不盲目等待，也不无原则处理。

三、胎位异常

胎位异常是造成难产的常见因素之一。分娩时枕前位约占 90%，异常胎位约占 10%。其中胎头位置异常居多，有因胎头在骨盆内旋转受阻的持续性枕横位、枕后位；有因胎头俯屈不良呈不同程度仰伸的面先露、额先露；胎产式异常的臀先露占 3%～4%，肩先露极少见；还有高直位、前不均倾位、复合先露等。

（一）持续性枕横位、枕后位

在分娩过程中，胎头以枕后位或枕横位衔接，在下降过程中，强有力的宫缩多能使胎头向前转 90°～135°，转成枕前位而自然分娩。如胎头持续不能转向前方，直至分娩后期，仍然位于母体骨盆的后方或侧方，致使发生难产者，称为持续性枕后位或持续性枕横位。

1. 诊断

1）临床表现

临产后，胎头衔接较晚或俯屈不良，由于枕后位的胎先露部不易紧贴宫颈和子宫下段，常导致宫缩乏力以及宫颈扩张较慢；因枕骨持续位于骨盆后方压迫直肠，产妇自觉肛门坠胀及排便感，致使宫口尚未开全时，过早使用腹压，容易引起宫颈前唇水肿和产妇疲劳，影响产程进展，常导致第二产程延长。

2）腹部检查

在宫底部触及胎臀，胎背偏向母体后方或侧方，在对侧明显触及胎儿肢体。若胎头已衔接，有时可在胎儿肢体侧耻骨联合上方扪到胎儿颏部。胎心音在脐下一侧偏外方听得最响亮。枕后位时因胎背伸直，前胸贴近母体腹壁，胎心音在胎儿肢体侧的胎胸部位也能听到。

3）阴道（肛门）检查

枕后位宫颈部分扩张或开全时，感到盆腔后部空虚。胎头矢状缝位于骨盆斜径上，前囟在骨盆右前方，后囟（枕部）在骨盆左后方为枕左横位，反之为枕右横位；当发现胎头水肿（又称产瘤）、颅骨重叠、囟门触不清时，需借助胎儿耳郭及耳屏位置、方向判定胎位，如耳郭朝向骨盆后方，则可诊断为枕后位；如耳郭朝向骨盆侧方，则为枕横位。

4）B超检查

根据胎头颜面及枕部的位置，可以准确探清胎头位置以明确诊断。

2. 治疗

1）第一产程

严密观察产程，让产妇朝向胎背侧方向侧卧，以利胎头枕部转向前方。如宫缩欠佳，可静脉滴注缩宫素。宫口开全之前，嘱产妇不要过早屏气用力，以免引起宫颈水肿而阻碍产程进展。如果产程无明显进展，或出现胎儿窘迫，需行剖宫术。

2）第二产程

如果初产妇第二产程已近 2 h，经产妇已近 1 h，应行阴道检查，再次判断头盆关系，决定分娩方式。当胎头双顶径已达坐骨棘水平面或更低时，可先行徒手转胎头，待枕后位或枕横位转成枕前位，使矢状缝与骨盆出口前后径一致，可自然分娩，或阴道手术助产（低位产钳或胎头吸引器）；如转成枕前位有困难时，也可向后转成正枕后位，再以低位产钳助产，但以枕后位娩出时，需行较大侧切，以免造成会阴裂伤。如胎头位置较高，或疑头盆不称，均需行剖宫产术，中位产钳禁止使用。

3）第三产程

因产程延长，易发生宫缩乏力，故胎盘娩出后立即肌内注射缩宫素，防止产后出血。有软产道损伤者，应及时修补。新生儿重点监护。手术助产及有软产道裂伤者，产后给予抗生素预防感染。

（二）高直位

胎头以不屈不仰姿势衔接于骨盆入口，其矢状缝与骨盆入口前后径一致，称为高直位。高直位是一种特殊的胎头位置异常：胎头枕骨在母体耻骨联合的后方，称高直前位，又称枕耻位；胎头枕骨位于母体骨盆骶岬前，称高直后位，又称枕骶位。

1. 诊断

1）临床表现

临产后胎头不俯屈，胎头进入骨盆入口的径线增大，胎头迟迟不能衔接，胎头下降缓慢或停滞，宫颈扩张也缓慢，致使产程延长。

2）腹部检查

枕耻位时，胎背靠近腹前壁，不易触及胎儿肢体，胎心位置稍高，在腹中部听得较清楚；枕骶位时，胎儿肢体靠近腹前壁，有时在耻骨联合上方可清楚地触及胎儿下颏。

3）阴道检查

阴道检查发现胎头矢状缝与骨盆前后径一致，前囟在耻骨联合后，后囟在骶骨前，为枕骶位，反之为枕耻位。由于胎头紧嵌于骨盆入口处，妨碍胎头与宫颈的血液循环，阴道检查时常可发现产瘤，其范围与宫颈扩张程度相符合，宫口一般为3～5 cm，产瘤一般在两顶骨之间，因胎头有不同程度的仰伸所致。

2. 治疗

1）枕耻位

枕耻位可给予试产，加速宫缩，促使胎头俯屈，有望阴道分娩或手术助产，如试产失败，应行剖宫产术。

2）枕骶位

枕骶位一经确诊，应行剖宫产术。

（三）枕横位中的前不均倾位

头位分娩中，胎头不论采取枕横位、枕后位或枕前位通过产道，均可发生不均倾势（胎头侧屈），枕横位时较多见，枕前位与枕后位时较罕见。而枕横位的胎头（矢状缝与骨盆入口横径一致）如以前顶骨先入盆则称为前不均倾。

1. 诊断

1）临床表现

因胎头迟迟不能入盆，宫颈扩张缓慢或停滞，使产程延长，前顶骨紧嵌于耻骨联合后方压迫尿道和宫颈前唇，导致尿潴留、宫颈前唇水肿或胎膜早破。胎头受压过久，可出现产瘤。左枕横时产瘤于右顶骨上；右枕横时产瘤于左顶骨上。

2）腹部检查

前不均倾时胎头不易入盆。临产早期，于耻骨联合上方可扪到前顶部，随产程进展，胎头继续侧屈使胎头与胎肩折叠于骨盆入口处，因胎头折叠于胎肩之后，使胎肩高于耻骨联合平面，于耻骨联合上方只能触到一侧胎肩而触不到胎头。

3）阴道检查

胎头矢状缝在骨盆入口横径上，向后移靠近骶岬，同时前后囟一起后移，前顶骨紧紧嵌于耻骨联合后方，致使盆腔后半部空虚，而后顶骨大部分嵌在骶岬之上。

2. 治疗

一经确诊为前不均倾位，应尽快行剖宫产术。

第二节　产褥期疾病

一、产褥感染

产褥感染是指产褥期内生殖道受病原体侵袭而引起局部或全身的感染。产褥病率是指分娩结束24 h以后的10 d内，每日测4次体温，每次间隔4 h，其中有2次体温达到或超过38℃。产褥病例多由产褥感染引起，亦可由泌尿系统感染、呼吸系统感染及乳腺炎等引起。

（一）诊断

1. 病史

详细询问病史及分娩经过，对产后发热者，合并有贫血、营养不良、胎膜早破、产程延长、频繁阴道检查史、产伤、胎盘残留的产妇，应首先考虑为产褥感染。

2. 全身及局部检查

仔细检查腹部、盆腔及会阴伤口，可基本确定感染的部位和严重程度。辅助检查如超声、计算机断层成像（CT）、磁共振成像（MRI）等检测手段，能够了解由感染形成的炎性肿块、脓肿的位置及性状。

3. 实验室检查

C-反应蛋白、降钙素原等异常有助于早期诊断。宫腔分泌物、脓肿穿刺物、后穹隆穿刺物作细菌培养和药敏试验，确定病原体。必要时需作血尿培养和厌氧菌培养。

（二）治疗

1. 一般治疗

强化营养摄入，提供充足的维生素，通过补液来纠正水、电解质的失衡。如果出现严重贫血，可以考虑输血疗法。产妇宜取半卧位，这样有助于恶露引流，并将炎症限制在盆腔内。

2. 抗生素治疗

未能明确病原体时，应根据临床表现及临床经验选用广谱抗生素，待细菌培养和药敏试验结果再作调整。青霉素及甲硝唑联合应用为首选，头孢菌素类抗生素抗菌谱广，抗菌作用强，肾毒性小，也属首选之列。应用抗生素 72 h，体温无持续下降，应及时重新评估，酌情更换抗生素。中毒症状严重者，同时短期给予肾上腺皮质激素，提高机体应激能力。

3. 中医治疗

根据情况辨证选择活血化瘀中药治疗。

4. 引流通畅

若经抗生素治疗 48 ~ 72 h，高热仍持续不退，腹部症状、体征无改善，应考虑感染扩散或脓肿形成。如疑盆腔脓肿，可经腹或后穹隆切开引流。会阴伤口或腹部切口感染，应行切开引流术。

5. 血栓性静脉炎的治疗

可使用肝素、尿激酶等药物治疗，用药期间监测凝血功能。

6. 手术治疗

如有胎盘残留，在有效抗炎同时，清除宫腔内残留物。如子宫严重感染，炎症继续扩展，出现不能控制的败血症、弥散性血管内凝血（DIC），应及时行全子宫切除术。

二、晚期产后出血

晚期产后出血是指分娩结束 24 h 后，在产褥期内发生的子宫大量出血。多见于产后 1 ~ 2 周，亦可迟至产后 2 月左右发病。临床表现为持续或间断阴道流血，亦可表现为突然阴道大量流血，可引起失血性休克。晚期产后出血多伴有寒战、低热。

（一）诊断

1. 病史

产后恶露不净，有臭味，色由暗红变鲜红，反复或突然阴道流血。若为剖宫产术后，应注意剖宫产前或术中特殊情况及术后恢复情况，尤其应注意术后有无发热等情况，同时应排除全身出血性疾病。

2. 症状和体征

除阴道流血外，一般可有腹痛、发热和贫血。双合诊检查应在严密消毒、输液、备血等且有抢救条件下进行。检查可发现子宫增大、软，宫口松弛，可以示指轻触剖宫产者子宫下段切口部位，了解切口愈合情况。

3. 辅助检查

血、尿常规，了解感染与贫血情况，宫腔分泌物培养或涂片检查，超声检查子宫大小、宫腔内有无残留物、剖宫产切口愈合情况，查血 hCG 排除胎盘残留和滋养细胞肿瘤。

（二）治疗

第一，少量或中等量阴道流血者，应给予足量广谱抗生素及子宫收缩剂。

第二，疑有胎盘、胎膜、蜕膜残留或胎盘附着部位复旧不全者，应行刮宫术。手术前做好备血、建立静脉通路以及剖宫手术准备，刮出物送病理检查，以明确诊断。刮宫后应继续给予抗生素及子宫收缩剂。

第三，疑有剖宫产后子宫切口裂开，仅少量阴道流血者可先住院给予广谱抗生素及支持疗法，密切观察病情变化；若阴道流血量增多，可作剖腹探查。若切口周围组织坏死范围小，炎症反应轻微，可作清创缝合及髂内动脉、子宫动脉结扎止血或行髂内动脉栓塞术；若组织坏死范围大，酌情作子宫次全切除术或子宫全切术。

第四，若为肿瘤引起的阴道流血，应作进一步诊断和评估。根据肿瘤的类型、大小、位置等选择治疗方案，包括手术治疗、放疗、化疗、免疫治疗等。如果阴道流血严重，可能需要采取止血措施，如使用止血药物、机械止血等。

三、产褥中暑

产褥中暑是指产妇在产褥期因环境高温导致体内热量无法及时散发，中枢体温调节功能出现功能障碍，导致的夏季产妇常见的急性热病。本病起病急骤，发展迅速，若处理不当将留下严重后遗症，甚至危及生命。

（一）诊断

第一，发病前多有短暂的先兆症状，称为中暑先兆。表现为口渴、多汗、心悸、胸闷、四肢乏力，此时体温正常或低热。

第二，中暑先兆未能及时处理，产妇体温逐渐升高，超过38.5℃，随后出现面色潮红、恶心、呕吐、胸闷、脉搏细数等。

第三，若产妇体温继续升高为41～42℃，可出现面色苍白、呼吸急促、抽搐、昏迷。严重者数小时内可因呼吸、循环衰竭而死亡，幸存者也会遗留严重的神经系统后遗症。

（二）治疗

1. 治疗原则

立即改变高温和不通风环境，迅速降温，及时纠正水、电解质紊乱及酸中毒，积极防治休克。

2. 降温

迅速降低体温是抢救成功的关键。降温包括物理降温和药物降温。物理降温是迅速将产妇移至通风、阴凉处，脱去过多衣物；药物降温可用4℃葡萄糖盐水1 000～1 500 mL静脉滴注，或盐酸氯丙嗪加于葡萄糖盐水500 mL静脉滴注，1～2 h滴完，4～6 h可重复一次。在降温的同时应积极纠正水、电解质紊乱，24 h补液量控制在2 000～3 000 mL，并注意补充钾、钠盐。

第七章　女性生殖系统疾病

第一节　女性生殖系统炎症

一、外阴炎症

（一）非特异性外阴炎

外阴与阴道、尿道、肛门邻近，经常受到经血、阴道分泌物、尿液、粪便的刺激，如不注意外阴卫生便可产生不同程度的外阴炎症。除此之外，糖尿病患者糖尿的刺激、尿瘘患者尿液的长期浸渍、粪瘘患者粪便的刺激，以及一些物理化学因素的刺激等，加上外阴不洁、穿化纤内裤局部通透性差、局部经常潮湿以及经期使用卫生巾的刺激，均可引起非特异性外阴炎。多为混合性感染，致病菌常为葡萄球菌、链球菌、大肠埃希菌及变形杆菌等。

1. 临床表现

外阴皮肤灼热、瘙痒或疼痛，于活动、性交、排尿及排便时尤甚。检查时可见外阴肿胀、充血、糜烂，常有抓痕，严重者形成溃疡或成片的湿疹，腹股沟淋巴结肿大，压痛，体温可稍升高，白细胞增多。慢性炎症可使外阴皮肤增厚、粗糙、皲裂，甚至苔藓样变。糖尿病性外阴炎患者由于尿糖有利于真菌生长繁殖，故常并发白假丝酵母菌感染。

2. 治疗

1）病因治疗

积极寻找病因，进行病因治疗，如治疗糖尿病、肠道蛲虫、瘘管修补、宫颈炎及各种阴道炎。急性期应减少活动，较重者应卧床休息，避免性生活。必要时，针对致病菌口服或肌内注射抗生素。

2）局部治疗

1 ∶ 5 000 高锰酸钾液坐浴 2 次 /d，擦干后涂抗生素软膏，如 1% 新霉素软膏或金霉素软膏等。也可予以局部物理治疗，如红外线疗法、超短波治疗、微波治疗等。

（二）前庭大腺炎症

前庭大腺位于两侧大阴唇后 1/3 深部，腺管开口于处女膜与小阴唇之间，在性交、分娩或其他情况污染外阴部时，病原体易于侵入而引起炎症，称前庭大腺炎。

1. 临床表现

前庭大腺炎症多发生于一侧。初起时局部有红、肿、热、痛，甚至发生排尿痛，行走困难。有时可出现体温升高、白细胞增多等全身症状。检查时患侧前庭大腺部位有红、肿、压痛的肿块，当脓肿形成时可触及波动感，当脓腔内压力增大时，表面皮肤变薄，可自行破溃，如破口大，引流通畅，炎症可较快消退而痊愈；如破口小，引流不畅，则炎症持续不消退，并可反复急性发作。该炎症常伴有腹股沟淋巴结肿大。

2. 治疗

急性期需卧床休息。可取前庭大腺开口处分泌物做细菌培养，确定病原体，根据病原体选用抗生素。此外，可选用清热解毒的中药，如蒲公英、紫花地丁、连翘及金银花等，局部热敷、坐浴，或用热疗法。脓肿形成后，可切开引流并做造口术。

二、阴道炎

（一）滴虫性阴道炎

滴虫性阴道炎是常见的阴道炎，由阴道毛滴虫引起。滴虫只有滋养体期而无包囊期，滋养体生命力较强，适宜滴虫生长的温度为 25 ~ 40℃、pH 值为 5.2 ~ 6.6 的潮湿环境，在 pH 值为 5.0 以下或 7.5 以上的环境中则不生长。滴虫性阴道炎患者的阴道 pH 值一般在 5.0 ~ 6.6，多数 > 6.0。月经前后、妊娠期或产后阴道 pH 发生变化，故隐藏在阴道皱襞中的滴虫常得以繁殖，引起炎症的发作。滴虫能消耗或吞噬阴道上皮细胞内的糖原，阻碍乳酸生成。滴虫不仅寄生于阴道，还常侵入尿道或尿道旁腺，甚至膀胱、肾盂以及男性的包皮皱褶、尿道或前列腺中。

1. 临床表现

潜伏期为 4 ~ 28 d。症状轻重取决于局部免疫因素、滴虫数量多少以及毒力强弱。主要症状是阴道分泌物增多及外阴瘙痒，分泌物特点为稀薄脓性、黄绿色、泡沫状、有臭味。瘙痒部位主要为阴道口及外阴间或有灼热、疼痛、性交痛等。若尿道口有感染，可有尿频、尿痛，甚至血尿。因滴虫能吞噬精子，并能阻碍乳酸生成，影响精子在阴道内存活，故可导致不孕。检查时见阴道黏膜充血，严重者有散在出血斑点，宫颈因出现出血点而呈"草莓样"。阴道后穹隆有多量白带，呈灰黄色、黄白色稀薄液体或黄绿色脓性分泌物，常呈泡沫状。带虫者阴道黏膜常无异常改变。

2. 诊断

根据典型症状及体征不难诊断，若在阴道分泌物中查到滴虫即可确诊。取阴道分泌物用悬滴法检查，在镜下可找到呈波状运动的滴虫及增多的白细胞，在有症状的患者中，其阳性率为 80% ~ 90%。在染色涂片中亦可见到。对可疑患者，若多次悬滴法未能发现滴虫时，可送培养，准确性为 98% 左右。取分泌物前 24 ~ 48 h 避免性交、阴道灌洗或局部用药，取分泌物时窥器不涂润滑剂，分泌物取出后应及时送检并注意保暖，以免滴虫活动力减弱，造成辨认困难。目前，聚合酶链反应（PCR）

也可用于滴虫的诊断，敏感性90%，特异性99.8%。

3. 治疗

因滴虫性阴道炎可同时有尿道、尿道旁腺、前庭大腺及膀胱感染，故需全身用药。

1）全身用药

甲硝唑400 mg，每日2次，7 d为1个疗程；初次治疗可用甲硝唑2 g单次口服。服药后偶见胃肠道反应，如食欲减退、恶心、呕吐。此外，偶见头痛、皮疹、白细胞减少等，一旦发现应停药。治疗期间以及停药24 h内禁饮酒，因其与乙醇结合可出现皮肤潮红、呕吐、腹痛、腹泻等双硫仑样反应。甲硝唑能通过乳汁排泄，若在哺乳期用药，用药期间以及用药后24 h内不宜哺乳。

2）局部用药

不能耐受口服药物或不适宜全身用药者，可选用阴道局部用药。甲硝唑阴道泡腾片200 mg，每晚1次，连用7 ~ 10 d；或0.75%甲硝唑凝胶，每次5 g，每日2次，共用7 d。用药前阴道局部可用1%乳酸或0.5%醋酸冲洗，可减少阴道恶臭分泌物并减轻瘙痒症状。

（二）老年性阴道炎

老年性阴道炎的主要原因是卵巢功能衰退，体内雌激素水平降低，阴道壁萎缩，黏膜变薄，上皮细胞内糖原减少，阴道内 pH 增高，局部抵抗力降低，致病菌容易入侵繁殖。常见于绝经后老年妇女；此外，双侧卵巢切除后、卵巢功能早衰、盆腔放疗后、长期闭经或哺乳期妇女等均可引起本病发生。

1. 临床表现

主要症状为阴道分泌物增多，呈黄水样，严重者呈血样脓性白带。由于分泌物的刺激可有外阴瘙痒、灼热感。如累及尿道，常出现尿频、尿痛等泌尿系统的症状。检查见阴道黏膜萎缩、菲薄、皱襞消失，有充血、水肿，也可见散在的出血点，以后穹隆及子宫颈最明显，严重者可形成溃疡，若不及时治疗，溃疡面可有瘢痕收缩或与对侧粘连，致使阴道狭窄甚至闭锁，炎性分泌物引流不畅可形成阴道积脓，甚至宫腔积脓。

2. 诊断

根据发病年龄、病史，结合局部检查，一般不难诊断，但应排除其他疾病才能诊断。应取阴道分泌物检查，对有血性白带者，应与子宫恶性肿瘤相鉴别，须常规做宫颈细胞学涂片，必要时行分段诊刮术或宫腔镜检；对阴道壁肉芽组织及溃疡须与阴道癌相鉴别，可行局部组织活检。

3. 治疗

治疗原则为增强阴道抵抗力和抑制细菌生长。

1）增强阴道抵抗力

针对病因给予雌激素制剂。局部用药可予以己烯雌酚 0.125 ~ 0.25 mg，每晚放入阴道深部，7 d 为 1 个疗程；或 0.5％已烯雌酚软膏。全身用药可口服尼尔雌醇，首次 4 mg，以后每 2～4 周 1 次，每次 2 mg，维持 2～3 个月。对同时需要性激素替代治疗的患者，可每日给予妊马雌酮 0.625 mg 和甲羟孕酮 2 mg。乳腺癌或子宫内膜癌患者禁用雌激素制剂。

2）抑制细菌生长

用 1％乳酸或 0.5％醋酸液冲洗阴道，每日 1 次，增加阴道酸度，抑制细菌生长繁殖。阴道冲洗后，应用抗生素如甲硝唑 200 mg 或诺氟沙星 100 mg 放于阴道深部，每日 1 次，7～10 d 为 1 个疗程。

三、子宫颈炎症

子宫颈炎为妇科常见的疾病。子宫颈炎多发生于生育年龄的妇女。老年人也有随阴道炎而发病的，临床上一般将子宫颈炎分为急性和慢性两种类型。

（一）急性子宫颈炎

急性子宫颈炎多见于不洁性交后，产后、剖宫产后引起的宫颈损伤，人工流产术时，一些宫颈手术时扩张宫颈的损伤或穿孔，以及诊断性刮宫时宫颈或宫体的损伤等，是病原体进入损伤部位而发生的感染，如产褥感染、感染性流产等。此外，医务人员不慎在产道内遗留纱布，以及不适当的使用高浓度的酸性或碱性药液冲洗阴道等均可引起急性子宫颈炎。

1. 临床表现

淋菌性宫颈炎和沙眼衣原体性子宫颈炎主要侵犯宫颈管内黏膜腺体的柱状上皮，如直接向上蔓延则可导致上生殖道黏膜感染。一般化脓菌则侵入宫颈组织较深，并可沿两侧宫颈淋巴管向上蔓延导致盆腔结缔组织炎。淋菌性或一般化脓菌性子宫颈炎表现为脓性或脓血性白带增多，下腹坠痛、腰背痛、性交疼痛和尿路刺激症状，体温可轻微升高。如感染沿宫颈淋巴管向周围扩散，则可引起宫颈上皮脱落，甚至形成溃疡。本病常与阴道炎症同时发生，也可同时发生急性子宫内膜炎。

一般子宫颈炎妇科检查见宫颈充血、红肿，宫颈管黏膜水肿，宫颈黏膜外翻，宫颈触痛，脓性分泌物从宫颈管内流出。特别是淋菌性子宫颈炎，尿道、尿道旁腺、前庭大腺亦可同时感染而有脓液排出。沙眼衣原体性子宫颈炎则症状不典型或无症状，有症状者表现为宫颈分泌物增多、点滴状出血或尿路刺激症状，妇科检查宫颈口可见黏液脓性分泌物。

2. 诊断

根据病史、症状及妇科检查，诊断急性宫颈炎并不困难，关键是确定病原体。疑为淋球菌感染时，应取宫颈管内分泌物做涂片检查，敏感性 50％～70％；或细菌培养，敏感性 80％～90％。对可疑的培养菌落，可采用单克隆抗体免疫荧光法检测。疑为沙眼衣原体感染时，可取宫颈管分泌物涂片染色寻找细胞质内包涵体，但敏感性不高，培养法技术要求高，费时长，难以推广，目前推荐的方法是直接免疫荧光法或酶联免疫吸附试验,敏感性在 89% ~ 98%。注意诊断时要考虑是否合并急性子宫内膜炎和盆腔炎。

3. 治疗

以全身治疗为主,抗生素选择、给药途径、剂量和疗程则根据病原体和病情严重程度决定。目前,淋菌性子宫颈炎推荐的首选药物为头孢曲松,备用药物有大观霉素、青霉素、氧氟沙星、左氧氟沙星、依诺沙星等,治疗时需同时加服多西环素。沙眼衣原体性子宫颈炎推荐的首选药物为阿奇霉素或多西环素,备用药物有米诺环素、氧氟沙星等。一般化脓菌感染最好根据药敏试验进行治疗。念珠菌和滴虫性宫颈炎参见阴道炎的治疗方法。急性子宫颈炎的治疗应力求彻底,以免形成慢性子宫颈炎。

(二)慢性子宫颈炎

慢性子宫颈炎多由急性子宫颈炎转变而来,往往是急性子宫颈炎治疗不彻底,病原体隐居于子宫颈黏膜内形成慢性炎症。急性子宫颈炎容易转为慢性子宫颈炎的原因主要是宫颈黏膜皱褶较多,腺体呈葡萄状,病原体侵入腺体深处后极难根除,导致病程反复、迁延不愈。阴道分娩、流产或手术损伤宫颈后,继发感染亦可表现为慢性过程。此外,不洁性生活、雌激素水平下降、阴道异物(如子宫托)均可引起慢性宫颈炎。其病原体一般为葡萄球菌、链球菌、沙眼衣原体、淋球菌、厌氧菌等。也有患者不表现急性症状,直接发生慢性子宫颈炎。

1. 临床表现

慢性子宫颈炎主要表现为白带增多,炎症常刺激外阴引起外阴不适和瘙痒。由于病原体种类、炎症的范围、程度和病程不同,白带的量、颜色、性状、气味也不同,可为乳白色黏液状至黄色脓性,如伴有息肉形成,可有白带中混有血,或宫颈接触性出血。若白带增多,似白色干酪样,应考虑是否合并念珠菌性阴道炎;若白带呈稀薄泡沫状,有臭味,则应考虑滴虫性阴道炎。如有恶臭则多为厌氧菌的感染。严重感染时可有腰骶部疼痛、下腹坠胀。由于慢性子宫颈炎可直接向前蔓延或通过淋巴管扩散,当波及膀胱三角区及膀胱周围结缔组织时,可出现尿路刺激征。较多的黏稠脓性白带有碍精子上行,可导致不孕。妇科检查可见宫颈不同程度的糜烂、肥大、宫颈裂伤,有时可见宫颈息肉、宫颈腺体囊肿、宫颈外翻等,宫颈口多有分泌物,亦可有宫颈触痛和宫颈触血。

2. 诊断

宫颈糜烂在诊断上不困难,但需与宫颈上皮内瘤样变、早期浸润癌、宫颈结核、宫颈尖锐湿疣等相鉴别,还需与淋病、梅毒等鉴别,因此应常规进行宫颈刮片细胞学检查,细胞涂片可查出淋球菌、滴虫、真菌,能做到与一般慢性子宫颈炎鉴别。目前已有计算机超薄细胞检测系统,准确率显著提高。必要时须做病理活检以明确诊断,电子阴道镜辅助活检对提高诊断准确率很有帮助。宫颈息肉、宫颈腺体囊肿及宫颈尖锐湿疣可根据病理活检确诊。

1）阴道镜检查

在子宫颈涂碘后在碘不着色区用阴道镜检查，如见到厚的醋酸白色上皮及血管异形可诊断为宫颈上皮内瘤样变，在这类病变区取活体组织检查诊断早期宫颈癌准确率高。

2）活体组织检查

活体组织检查为最准确的检查方法，可检出宫颈湿疣、癌细胞、结核、梅毒等，从而与一般慢性子宫颈炎糜烂鉴别。

3. 治疗

须做宫颈涂片先排除宫颈上皮内瘤样变及早期宫颈癌后再进行治疗。治疗方法中以局部治疗为主，使糜烂面坏死、脱落，为新生鳞状上皮覆盖。病变深者，疗程需 6～8 周。

四、盆腔炎

盆腔炎在妇产科较常见，因其可以产生不孕、输卵管妊娠、慢性盆腔痛等严重后果，越来越引起妇科医生的重视。

（一）急性盆腔炎

急性盆腔炎多发生于产后、流产后、剖宫产后、宫腔操作后，邻近器官炎症的蔓延、慢性炎症急性发作等亦可导致，可因炎症轻重及范围大小而有不同的临床表现。下腹痛、发热、阴道脓性分泌物增多是典型的症状。隐匿的或急性的下腹部和盆腔疼痛，常为双侧，偶尔单侧。可感觉到盆腔内压迫痛向下放射到一侧或两侧腿部的疼痛。若病情严重，可有寒战、高热、头痛、食欲减退；若有腹膜炎，则出现消化系统症状如恶心、呕吐、腹胀、腹泻等；若腹痛发生在月经期则可有月经的变化，如经量增多、经期延长；若在非月经期疼痛发作可有不规则阴道出血、白带增多等症状；若有脓肿形成，可有下腹包块以及局部刺激症状，如尿频、尿急、排尿困难、尿痛、直肠刺激症状等。

1. 诊断

盆腔炎的诊断标准有以下几项。

基本标准：子宫体压痛、子宫附件区压痛、子宫颈举痛。

附加标准：体温超过 38.3℃（口表）；子宫颈或阴道异常黏液脓性分泌物；阴道分泌物生理盐水涂片见到白细胞；实验室证实的子宫颈淋球菌或衣原体阳性；红细胞沉降率升高；C– 反应蛋白升高。

特异标准：子宫内膜活检证实子宫内膜炎；阴道超声或 MRI 检查显示充满液体的增粗输卵管，伴或不伴有盆腔积液，输卵管卵巢肿块；腹腔镜检查发现输卵管炎。

基本标准为诊断盆腔炎所必需；附加标准可增加诊断的特异性，值得注意的是多数盆腔炎患者有子宫颈黏液脓性分泌物或阴道分泌物生理盐水涂片中见到白细胞；特异标准基本可诊断盆腔炎。腹腔镜诊断盆腔炎准确，并能直接采集感染部位的分泌物做细菌培养，但临床应用有一定局限性。

2. 治疗

急性盆腔炎主要为针对致病菌的特异性抗生素药物治疗，但因致病菌种类繁多，致病菌并不十分明确。一般根据病因及发病后已用过的抗生素作为参考来选择用药。药物种类要少，毒性要小，以联合用药疗效高，但要足量。给药途径为静脉滴注治疗，可清除病原体，改善症状及体征，减少后遗病变。经恰当的抗生素积极治疗，绝大多数急性盆腔炎能彻底治愈，可以预防转为慢性盆腔炎。

（二）慢性盆腔炎

慢性盆腔炎常是急性盆腔炎未能彻底治疗，或患者体质较差迁延所致。其病理改变为盆腔结缔组织充血、水肿，转为纤维组织增生，与盆壁相连，子宫不能活动或活动度受限。病理类型有慢性子宫内膜炎、慢性输卵管炎、输卵管积水、卵巢炎、输卵管卵巢囊肿、盆腔腹膜炎等。

1. 诊断

轻度慢性盆腔炎一般无症状；典型的临床症状多为慢性盆腔痛，伴有下腹坠痛、腰骶部酸痛，常在劳累、性交后及月经前后加重；月经异常；多有不孕、异位妊娠病史；全身症状多不明显，有时仅有低热、疲倦感，病程长时会出现精神欠佳、失眠、周身不适等神经衰弱症状。妇科检查，子宫增大、压痛、活动受限或偏于患侧；双侧附件增厚和（或）呈条索状、有触痛。有急性盆腔炎史及症状和体征明显者，诊断多无困难，但不少患者自觉症状较少，而无明显盆腔炎病史及阳性体征，此时对慢性盆腔炎的诊断须慎重。

2. 治疗

对急性盆腔炎的治疗必须积极、彻底，预防病原体潜伏于体内以致病程迁延，转为慢性盆腔炎。对慢性盆腔炎可用物理治疗减轻疼痛，如超短波等。配合适当的抗生素治疗，提高机体的免疫力。

第二节　女性生殖系统肿瘤

女性生殖系统肿瘤是妇科常见的肿瘤，可发生于女性生殖器官的各个部位，但多见于子宫及卵巢，并有良性与恶性之分。良性肿瘤以子宫肌瘤及卵巢囊肿为多，恶性肿瘤以子宫颈癌、子宫内膜癌、卵巢癌为多，其次为外阴癌和阴道癌，输卵管癌最少见。

一、外阴肿瘤

外阴肿瘤包括大小阴唇、阴蒂、阴阜、前庭、会阴、尿道口等处的肿瘤，分良性和恶性。外阴恶性肿瘤较少见，占女性全身恶性肿瘤的 1% ～ 2%，占女性生殖系统恶性肿瘤的 3% ～ 5%，多见于绝经后妇女，以外阴鳞状细胞癌为主。

（一）诊断

根据病理组织活检，诊断不难。早期浸润癌诊断有一定困难，与外阴鳞状上皮内病变和外阴慢性良性疾病并存，易被患者本人及医务人员忽略而漏诊。可借用阴道镜观察外阴皮肤，对可疑部位进行多点活体组织检查以提高准确性。为排除浸润癌，取材时需注意深度，一般不需达皮下脂肪层。

1. 临床表现

1) 外阴良性肿瘤

（1）乳头瘤

为单个肿块，多发生于阴唇，表面见多个乳头状突起，质地略硬。覆有油脂性物质，呈指状，突出于皮肤表面，其大小从数毫米至数厘米不等。大乳头瘤表面可因反复摩擦破溃、出血、感染。

（2）平滑肌瘤

多发生在生育年龄，肌瘤常位于大阴唇、阴蒂及小阴唇。有蒂或突出于皮肤表面，质硬，表面光滑。

（3）纤维瘤

多位于大阴唇。初起为硬的皮下结节，增大后形成带蒂的肿块，大小不一，表面可有溃疡和坏死。

（4）汗腺瘤

生长缓慢，直径为 1 ～ 2 cm，包膜完整，与表皮不粘连。

2) 外阴鳞状上皮内病变

外阴鳞状上皮内病变的症状无特异性，主要为瘙痒、皮肤破损、烧灼感、溃疡等。可表现为丘疹或斑点，单个或多个，融合或分散，灰白或粉红色；少数为略高出皮面的色素沉着。

3) 外阴鳞状细胞癌

主要为不易治愈的外阴瘙痒和各种不同形态的肿物，如结节状、菜花状、溃疡状。肿物合并感染或较晚期癌可出现疼痛、渗液和出血。癌灶可生长在外阴任何部位，大阴唇最多见，其次为小阴唇、阴蒂、会阴、尿道口、肛门周围等。早期局部丘疹、结节或小溃疡；晚期见不规则肿块，可能伴破溃或呈乳头样肿瘤。若癌灶已转移腹股沟淋巴结，可扪及一侧或双侧腹股沟淋巴结增大、质硬且固定。

2. 临床分期

根据国际妇产科联盟（FIGO），外阴癌的分期如表 7-1 所示。

表 7-1 外阴癌的分期（FIGO，2021）

分期		说明
I	I	肿瘤局限于外阴
	I A	肿瘤 ≤ 2 cm 且间质浸润 ≤ 1 mm[①]
	I B	肿瘤 > 2 cm 或间质浸润 > 1 mm
II	II	任意大小的肿瘤，侵及邻近会阴结构（下 1/3 尿道、下 1/3 阴道、下 1/3 肛门），且无淋巴结转移
III	III	任意大小的肿瘤，侵及会阴邻近会阴结构上部，或伴任意数量非溃疡性淋巴结转移
	III A	任意大小的肿瘤，侵及上 2/3 尿道、上 2/3 阴道、膀胱黏膜、直肠黏膜，或区域淋巴结[②]转移 ≤ 5 mm
	III B	区域淋巴结转移 > 5 mm
	III C	区域淋巴结转移伴淋巴结被膜外扩散
IV	IV	任意大小的肿瘤，伴骨转移、溃疡性淋巴结转移或远处转移
	IV A	盆腔骨转移或区域溃疡性淋巴结转移
	IV B	远处转移

注：①浸润深度是指从邻近浸润性肿瘤、呈异型增生且无肿瘤的表皮突的最深处（或距离浸润性肿瘤最近的异型增生性表皮突）的基底膜到浸润最深处之间的距离。②区域淋巴结是指腹股沟和股骨淋巴结。

（二）治疗

1. 外阴良性肿瘤

1）乳头瘤

2%～3%有恶变倾向，应手术切除。术时做冰冻切片，若证实有恶变，应做较广泛的外阴切除。

2）平滑肌瘤

治疗原则为有蒂肌瘤局部切除或深部肌瘤摘除。

3）纤维瘤

治疗原则为沿肿瘤根部切除。

4）汗腺瘤

治疗原则为先做活组织检查，确诊后再做局部切除。

2. 外阴鳞状上皮内病变

1）低级别鳞状上皮内病变（LSIL）

药物治疗，5%氟尿嘧啶软膏，外阴病灶涂抹，每日 1 次。也可激光治疗，能保留外阴外观，疗效较好。

2）高级别鳞状上皮内病变（HSIL）

手术治疗，行较广泛的外阴病灶切除（距病灶边缘 0.5～1.0 cm）或单纯外阴切除。

3. 外阴鳞状细胞癌

早期肿瘤以手术为主，局部晚期肿瘤手术结合放射治疗（简称放疗）或化学药物治疗（简称化疗），对已发生转移的患者行姑息、对症及支持治疗。

二、子宫颈肿瘤

子宫颈肿瘤包括子宫颈良性肿瘤、子宫颈癌前病变及子宫颈癌。子宫颈良性肿瘤少见，以平滑肌瘤为主。

（一）子宫颈鳞状上皮内病变

子宫颈鳞状上皮内病变（SIL）是与子宫颈浸润癌密切相关的一组癌前病变，是子宫颈癌发生发展中的连续过程，常发生于 25 ~ 35 岁妇女。SIL 具有两种不同结局：大部分低级别 SIL 可自然消退，但高级别 SIL 具有癌变潜能，可能发展为浸润癌。

1. 诊断

1）临床表现

无特殊症状。偶有阴道排液增多，伴或不伴臭味。也可在性生活或妇科检查后发生接触性出血。检查子宫颈可光滑，或仅见局部红斑、白色上皮，或子宫颈柱状上皮异位表现，未见明显病灶。

2）实验室及其他检查

（1）子宫颈细胞学检查

子宫颈细胞学检查是 SIL 及早期子宫颈癌筛查的基本方法，也是诊断的必需步骤。筛查应在性生活开始 3 年后，或 21 岁以后开始，并定期复查。子宫颈细胞学检查的报告形式主要有 TBS 分类系统，该系统较好地结合细胞学、组织病理与临床处理方案，推荐使用。

（2）高危型 HPV–DNA 检测

TBS 细胞学分类为意义不明的不典型鳞状细胞者，可进行高危型 HPV–DNA 检测。若高危型 HPV–DNA 阳性，进行阴道镜检查。若高危型 HPV–DNA 阴性，12 个月后行宫颈刮片细胞学检查。

（3）阴道镜检查

若细胞学检查为不典型鳞状细胞伴高危型 HPV–DNA 检测阳性，或 LSIL 及以上、HPV 检测 16 型及 18 型阳性者应行阴道镜检查。

（4）子宫颈活组织检查

为确诊子宫颈鳞状上皮内瘤变的最可靠方法。任何肉眼可见病灶均应做单点或多点活检。若无明显病变，可选择在子宫颈转化区 3、6、9、12 点处活检，或在碘试验（又称为 Schiller 试验）不染色区取材，或在阴道镜下取材以提高确诊率。若想了解子宫颈管的病变情况，应行子宫颈管搔刮术或用子宫颈管刷取材做病理学检查。

2. 治疗

1) LSIL

60% LSIL 会自然消退，若细胞学检查为 LSIL 及以下，仅随访。若随访过程病变发展或持续 2 年，宜进行治疗。若病变为 HSIL 应予治疗。

2) HSIL

HSIL 会有一定概率发展为原位癌和浸润癌，故所有的 HSIL 均需要治疗。可用物理治疗或子宫颈锥切术，包括子宫颈环形电切除术（LEEP）和冷刀锥切术。经子宫颈锥切确诊、年龄较大、无生育要求的 HSIL 患者也可行全子宫切除术。

（二）子宫颈癌

子宫颈癌是最常见的妇科恶性肿瘤，高发年龄为 50 ~ 55 岁。由于子宫颈细胞学筛查的普遍应用，子宫颈癌和癌前病变得以早期发现和治疗，子宫颈癌的发病率和死亡率已有明显下降。

1. 诊断

1) 临床表现

早期子宫颈癌常无症状和明显体征，与慢性子宫颈炎无明显区别。有时甚至见子宫颈光滑，尤其是老年妇女子宫颈已萎缩者。有些子宫颈管癌患者，病灶位于子宫颈管内，子宫颈阴道部外观正常，易被忽略而漏诊或误诊。

（1）症状

阴道流血：常表现为接触性出血。也可表现为经期延长、周期缩短、经量增多等。老年患者常为绝经后不规则阴道流血，出血量根据病灶大小、侵及间质内血管的情况而定，侵蚀较大血管可能引起大出血。一般外生型癌出血较早，血量多；内生型癌出血较晚。

阴道排液：多数患者阴道有白色或血性分泌物，稀薄如水样或米泔状，有腥臭排液。

晚期癌：根据病灶侵犯范围出现继发性症状，如尿频、尿急、便秘、下肢肿痛等；癌灶压迫或累及输尿管时导致输尿管梗阻、肾盂积水及尿毒症。晚期可有恶病质。

（2）体征

原位癌及微小浸润癌无明显病灶，子宫颈光滑或仅为子宫颈柱状上皮异位，随着病情发展，可出现息肉状、菜花状赘生物。内生型见子宫颈肥大、质硬、子宫颈管膨大，晚期癌组织坏死脱落，形成溃疡或空洞。阴道壁受累可见阴道壁有赘生物或阴道壁变硬。浸润宫旁组织呈结节状增厚、变硬，甚至形成"冰冻"骨盆。

2) 临床分期

采用 FIGO 的临床分期（见表 7-2）。临床分期在治疗前进行，治疗后不再更改。

表 7-2 子宫颈癌的临床分期（FIGO，2018）

分期	表述
Ⅰ期	癌灶局限在子宫颈（扩展至子宫体将被忽略）
ⅠA	仅在显微镜下可见浸润癌，最大浸润深度 ≤ 5 mm
ⅠA1	间质浸润深度 ≤ 3 mm
ⅠA2	间质浸润深度 > 3 mm 且 ≤ 5 mm
ⅠB	浸润癌浸润深度 > 5 mm（超过 ⅠA 期），癌灶仍局限在子宫颈
ⅠB1	间质浸润深度 > 5 mm，病灶最大径线 ≤ 2 cm
ⅠB2	癌灶最大径线 > 2 cm 且 ≤ 4 cm
ⅠB3	癌灶最大径线 > 4 cm
Ⅱ期	癌灶超越子宫，但未达阴道下 1/3 或未达骨盆壁
ⅡA	侵犯上 2/3 阴道，无宫旁浸润
ⅡA1	癌灶最大径线 ≤ 4 cm
ⅡA2	癌灶最大径线 > 4 cm
ⅡB	有宫旁浸润，未达盆壁
Ⅲ期	癌灶累及阴道下 1/3 和（或）扩展到骨盆壁和（或）引起肾盂积水或肾无功能和（或）累及盆腔和（或）腹主动脉旁淋巴结
ⅢA	癌灶累及阴道下 1/3，没有扩展到骨盆壁
ⅢB	癌灶扩展到骨盆壁和（或）引起肾盂积水或肾无功能
ⅢC	不论肿瘤大小和扩散程度，累及盆腔和（或）腹主动脉旁淋巴结
ⅢC1	仅累及盆腔淋巴结
ⅢC2	腹主动脉旁淋巴结转移
Ⅳ期	肿瘤侵犯膀胱黏膜或直肠黏膜（活检证实）和（或）超出真骨盆（泡状水肿不分为Ⅳ期）
ⅣA	转移至邻近器官
ⅣB	转移到远处器官

3）辅助检查

早期病例的诊断采取子宫颈细胞学检查和（或）高危 HPV-DNA 检测、阴道镜检查、子宫颈活体组织检查的"三阶梯"程序，子宫颈和子宫颈管活组织检查是确诊的主要手段。检查方法同 SIL。

子宫颈明显病变直接取材。子宫颈锥切术适用于子宫颈细胞学多次检查为阳性而子宫颈活检为阴性，或组织活检为 HSIL 需确诊者，或可疑微小浸润癌需了解病灶的浸润深度和宽度的情况。可采用冷刀切除、LEEP，切除组织应做连续病理切片检查。确诊后根据具体情况选择胸部 X 线摄片、静脉肾盂造影、膀胱镜检查、直肠镜检查、B 超检查以及 CT、PET-CT 等影像学检查。

2. 鉴别诊断

主要依据子宫颈或组织检查，与有临床类似症状或体征的各种子宫颈病变鉴别。

主要包括：①子宫颈良性病变溃疡等；②子宫颈良性肿瘤；③子宫颈恶性肿瘤。

3. 治疗

根据临床分期、患者年龄、生育要求、全身情况、医疗技术水平和设备条件决定治疗措施，以手术治疗为主，辅以化疗后放疗。

三、子宫肌瘤

子宫肌瘤是女性生殖器官最常见的良性肿瘤，由平滑肌及结缔组织组成，常见于 30 ~ 50 岁的妇女。子宫肌瘤按生长部位可分为子宫体肌瘤和子宫颈肌瘤；按其与子宫肌壁的关系，又可分为肌壁间肌瘤、黏膜下肌瘤和浆膜下肌瘤。

（一）诊断

1. 临床表现

1）症状

大部分情况下并无明显的症状，只有在体检过程中才能被发现。症状与肌瘤的部位、大小以及是否发生变性有关，但与肌瘤的数量并没有太大的关系。

（1）经量增多与经期延长

多见于大的肌壁间肌瘤及黏膜下肌瘤，肌瘤使宫腔增大，子宫内膜表面积增加，并影响子宫收缩，导致经量增多、经期延长等症状。此外肌瘤可挤压附近的静脉，使子宫内膜静脉丛充血与扩张，从而引起月经过多。

（2）下腹包块

初期无法扪及包块，当肌瘤逐渐增大使子宫超过 3 个月妊娠大小时可触及。肿块多居下腹正中部位，实性、可活动、无压痛、生长缓慢。

（3）白带增多

肌壁间肌瘤使宫腔面积增大，内膜腺体分泌增多，并伴有盆腔充血，故白带增多。子宫黏膜下肌瘤一旦感染可有大量脓性白带，如有溃烂、坏死、出血时可伴有血性分泌物。

（4）压迫症状

子宫前壁下段肌瘤可压迫膀胱引起尿频、尿急；子宫颈肌瘤可引起排尿困难、尿潴留；子宫后壁肌瘤可引起下腹坠胀不适；阔韧带肌瘤向侧方发展嵌入盆腔内压迫输尿管使上泌尿道梗阻。

（5）其他

下腹坠胀、腹痛、腰酸、痛经、不孕、继发性贫血等。

2）体征

较大肌瘤可在下腹部扪及实质性不规则肿块。妇科检查子宫增大，表面不规则，单个或多个结节状突起。浆膜下肌瘤可扪及单个实性球状肿块，或与子宫有蒂相连；黏膜下肌瘤子宫均匀增大；肌瘤多发时，子宫呈不规则增大，表面凹凸不平，结节感，质硬；黏膜下肌瘤脱出子宫颈外口，可见子宫颈口处有肿物，粉红色，表面光滑，宫颈四周边缘清楚，伴有感染时可有坏死、出血及脓性分泌物。

2. 实验室及其他检查

可采用 B 超检查、宫腔镜检查、腹腔镜检查、MRI 检查、子宫输卵管碘油造影（HSG）等协助诊断。

（二）鉴别诊断

子宫肌瘤的鉴别诊断见表 7-3。

表 7-3　子宫肌瘤的鉴别诊断

项目	子宫肌瘤	妊娠子宫	子宫腺肌病	卵巢肿瘤	盆腔炎性包块
月经	常有月经改变，多见月经过多，经期延长	有停经史	月经过多，渐进性痛经	一般无变化	月经失调，量多，经期延长，痛经
肿块位置	下腹中央	下腹中央	下腹中央	多数为一侧	一侧或双侧
肿块大小	大小不一	子宫大小与停经月份相符	子宫均匀增大，通常不超过妊娠 3 个月	大小不一	大小不一
妇科检查	子宫增大，质硬，或表面凹凸不平	子宫颈软，蓝紫色，子宫体软	可触及痛性结节，子宫均匀增大，质硬	肿块位于子宫旁，一般无压痛	子宫颈举痛，子宫体压痛，宫旁组织增厚，压痛明显，附件可扪及包块，压痛
超声检查	实质性肿块波，波形衰减	有胎心胎动波，羊水囊液平波	肌层中见大小不等的无回声区，见到种植内膜所引起的不规则回声增强	实性波或液性波	有黏性反射波
病史	可有月经变化，有压迫症状	有停经史	有月经变化	无特殊病史	有慢性盆腔感染史
理化检查	可有贫血	可有轻度贫血，白细胞轻度增多	可有贫血，CA125 增高	一般无异常	急性期白细胞增多明显

（三）治疗

1. 随访观察

肌瘤较小、无临床表现、无并发症和变性、围绝经期无症状患者，可每 3 ~ 6 个月随访一次，若出现症状考虑进一步治疗。

2. 药物治疗

1）促性腺激素释放激素类似物（GnRH-a）

GnRH-a 是下丘脑 GnRH 的衍生物，其作用是通过连续给 GnRH-a，抑制垂体 FSH 和 LH 的分泌，使雌二醇抑制到绝经水平，造成假绝经状态，或称药物性卵巢切除，借此抑制肌瘤生长并使其缩小。用药可引起绝经综合征，长期使用可引起骨质疏松等副作用，故不推荐长期用药。常用的长效制剂如亮丙瑞林或曲普瑞林，自月经第 1～5 天，皮下或肌注 3.75 mg，每 4 周一次，连用 3 月。不良反应有潮热、出汗、阴道干涩。

2）米非司酮

每日 10 mg 口服，连服 3 个月。可能出现的不良反应包括恶心、呕吐以及抗糖皮质激素作用。

3. 手术治疗

1）子宫切除术

肌瘤大，个数多，症状明显，不要求保留生育功能，或疑有恶变者，可行子宫切除术。子宫切除的类型有全子宫切除术、次全子宫切除术，手术途径有经腹、经阴道及经腹腔镜 3 种。术前应行子宫颈细胞学检查，排除子宫颈鳞状上皮内病变或子宫颈癌。

2）肌瘤剔除术

对于那些希望保持生育能力的年轻患者，如果排除恶性可能，目前最有效的治疗方式就是肌瘤剔除手术。肌瘤剔除术包括经腹、经腹腔镜、经宫腔镜、经阴道 4 种途径。

4. 其他治疗

1）子宫动脉栓塞术

目前国内外已有应用选择性子宫动脉栓塞术成功治疗子宫肌瘤的报道。通过阻塞子宫动脉及其分支，减少瘤体的血流供应，从而延缓肌瘤的生长。但该方法可能引起卵巢功能衰退并增加潜在的妊娠并发症的风险，对有生育要求的妇女一般不建议使用。

2）高能聚焦超声热疗术

以超声波作为能源，充分利用其良好的指向性、可聚性、穿透性、可控性等物理特性，将体外能量聚焦于体内靶区，通过瞬间高温效应、空化效应，使瘤体组织产生凝固性坏死，逐渐吸收或瘢痕化，但存在肌瘤残留、复发的可能，并需要排除恶性病变。

第三节　妊娠滋养细胞疾病

一、葡萄胎

葡萄胎是指妊娠后胎盘绒毛滋养细胞增生，终末绒毛转变成水泡，水泡间相连成串，形如葡萄得名，亦称水泡状胎块。葡萄胎是良性疾病，有时具有恶性倾向，成为发生恶性滋养细胞肿瘤的前身。

（一）诊断

1. 病史

停经后有不规则阴道出血、腹痛，妊娠呕吐严重且出现时间较早，妊娠早期出现妊娠期高血压疾病征象，尤其在妊娠 28 周前出现先兆子痫，有双侧卵巢囊肿或甲状腺功能亢进征象。

2. 临床表现

典型的临床表现如下。

1）阴道流血

阴道流血是葡萄胎的重要症状。一般于停经后 2 ~ 3 个月，或迟至 3 ~ 4 个月开始少量、断续地流出褐色或暗红色阴道血。量渐增多，常伴贫血。在胎块排出时常大量出血，可致休克，甚至死亡。在排物中可见到水泡。

2）子宫迅速增大

由于葡萄胎生长快及子宫腔内出血，多数患者子宫增大较快，大于停经月份，子宫下段宽软饱满。完全性葡萄胎时，摸不到胎体，查不到胎心、胎动。

3）卵巢黄素化囊肿

由于大量 hCG 的刺激，一侧或双侧卵巢可出现大小不等的黄素化囊肿。

4）妊娠呕吐及高血压征象

由于增生的滋养细胞产生大量的 hCG，葡萄胎患者妊娠呕吐往往比正常妊娠者为重。因为子宫增长快，宫内张力大，在妊娠早、中期即可出现妊娠高血压疾病的表现，甚至发生心力衰竭或子痫。

5）其他症状

患者可有轻重不等的下腹痛。少数患者有咯血，多于清宫后自然消失。个别患者可有甲状腺功能亢进的表现。

3. 辅助检查

血 β–hCG 在 100 U/L 以上，常超声检查见子宫增大，有"落雪状"或"蜂窝状"子宫腔声像图，或子宫无明显增大，子宫腔内含有水泡样结构及一部分正常胎盘组织，有时可见完整胎儿。

4. 病理检查

1）大体所见

葡萄样水泡大小不一，直径数毫米至 3 cm，水泡壁薄，透亮，内含黏液性液体，绒毛将其相连，水泡间空隙充满血液及血凝块。

2）组织学特点

主要有：①滋养细胞呈不同程度增生。②绒毛间质水肿。③间质内血管消失或仅有极稀少的无功能血管。

（二）鉴别诊断

1. 流产

不少病例最先被误诊为先兆流产。流产有停经史及阴道流血症状，妊娠试验可阳性，而葡萄胎患者子宫多大于同期妊娠子宫，孕期超过 12 周时 hCG 水平仍高，B 超检查显示葡萄胎特点。

2. 双胎妊娠

子宫较同期单胎妊娠大。hCG 水平亦稍高，易与葡萄胎混淆，但双胎妊娠无阴道出血，B 超检查可确诊。

3. 羊水过多

羊水过多可使子宫迅速增大，虽多发生于妊娠后期，但发生在中期妊娠者需与葡萄胎相鉴别。羊水过多时不伴阴道流血，hCG 水平较低，B 超检查可确诊。

（三）治疗

1. 清除宫腔内容物

葡萄胎确诊后应及时清除宫腔内容物，一般采用吸刮术迅速排空宫腔，即使子宫增大至妊娠 6 个月左右大小，仍可使用负压吸引。注意在输液、配血准备下，充分扩张子宫颈管，用大号吸管吸引。待子宫缩小后轻柔刮宫，在宫口扩大后可以应用缩宫素。一般尽量一次吸刮干净，子宫过大者可在 1 周后第二次刮宫，每次刮出物均需送病理检查。

2. 卵巢黄素化囊肿的处理

因囊肿可自行消退，一般无须处理。

3. 预防性化疗

为防止葡萄胎恶变，仅对高危患者进行预防性化疗：①年龄大于 40 岁；②葡萄胎排出前 hCG 值异常升高；③滋养细胞高度增生或伴有不典型增生；④葡萄胎清除后，hCG 下降曲线不呈进行性下降，而是降至一定水平后即持续不再下降，或始终处于高值；⑤出现可疑转移灶者。一般选用氟尿嘧啶或放线菌素 D 单药化疗 1 ~ 2 个疗程。

4. 葡萄胎处理后指导

建议采用避孕措施 6 个月，宜使用避孕套或阴道隔膜进行避孕，一般情况下不宜选择宫内节育器，因为可能混淆子宫出血原因。含有雌激素的避孕药有促进滋养细胞生长的作用，因此也不建议使用。

二、侵蚀性葡萄胎

侵蚀性葡萄胎指葡萄胎组织侵入子宫肌层局部，少数转移至子宫外，因具恶性肿瘤行为而得名。侵蚀性葡萄胎来自良性葡萄胎，多数在葡萄胎清除后 6 个月内发生。侵蚀性葡萄胎的绒毛可侵入子宫肌层或血管，或两者皆有，起初为局部蔓延，水泡样组织侵入子宫肌层深部，有时完全穿透子宫壁，并扩展进入阔韧带或腹腔，半数病例随血运转移至远处，主要部位是肺和阴道。

（一）诊断

1. 病史及临床表现

根据葡萄胎病史和葡萄胎清除后半年内出现典型的临床表现或转移灶症状，结合辅助诊断方法，临床诊断可确立。

2.hCG 连续测定

葡萄胎清除后 8 周以上 hCG 仍持续高水平，或 hCG 曾一度降至正常水平又迅速升高，临床已排除葡萄胎残留、黄素化囊肿和再次妊娠，可诊断为侵蚀性葡萄胎。

3. 超声检查

B 超宫壁显示局灶性或弥漫性强光点，或光团与暗区相间的蜂窝样病灶，应考虑为侵蚀性葡萄胎或绒癌。

4. 组织学诊断

单凭刮宫标本不能作为侵蚀性葡萄胎的诊断依据，但在侵入子宫肌层或子宫外转移的切片中，见到绒毛结构或绒毛退变痕迹，即可诊断为侵蚀性葡萄胎。若原发灶与转移灶诊断不一致，只要任一标本中有绒毛结构，即应诊断为侵蚀性葡萄胎。

（二）治疗

治疗原则以化疗为主，手术治疗为辅。侵蚀性葡萄胎化疗几乎已完全替代了手术，但手术治疗在控制出血、感染等并发症以及切除残存或耐药病灶方面仍占重要地位。

第四节　子宫内膜异位症

子宫内膜异位症（简称内异症）为目前常见的妇科疾病之一，它是激素依赖性疾病，因此主要见于育龄妇女，发病高峰年龄为 25 ~ 45 岁。近年来，其发病率越来越高。内异症为良性病变，但具有类似恶性肿瘤远处转移和种植生长的能力。调查显示，25% ~ 35% 的不孕症患者与内异症有关，在慢性盆腔疼痛及痛经患者中的发病率为 20% ~ 90%，严重地影响妇女的健康和生活质量。

一、诊断

（一）临床表现

1. 症状

1）痛经和持续性下腹痛

痛经为主要症状，多为继发性、进行性逐渐加剧的痛经，以下腹及肛门坠胀痛为主，可于经前 1 ~ 2 d 开始，月经期后消失。疼痛的程度与异位的部位有关，但与病灶的大小不成正比，有 27% ~ 40% 患者无痛经。

2）月经失调

15% ~ 30% 的患者有经量增多或经期延长，或点滴出血，与卵巢功能失调以及合并子宫腺肌病或子宫肌瘤等有关。

3）不孕

内异症患者不孕率高达 40%，多为继发性不孕，主要为内异症后造成盆腔粘连，使输卵管功能及卵巢功能障碍所致。多认为内异症患者的不孕还可能与黄体功能不足以及未破裂卵泡黄素化综合征等因素有关，也有认为与自身免疫反应有关。

4）性交痛

30% 左右的患者可出现性交痛，多由于发生于直肠子宫陷凹、直肠阴道隔的子宫内膜异位症使周围组织肿胀，性交时子宫颈受到碰撞以及子宫收缩向上提升而发生疼痛。

5）其他症状

如果异位灶位于直肠子宫陷凹及直肠附近时，患者经期可有排便痛、便秘或腹泻，甚至周期性少量便血。严重肠道子宫内膜异位症可因直肠或乙状结肠肠腔受压出现肠梗阻症状。异位灶位于膀胱时可有周期性尿频、尿痛症状，侵犯膀胱黏膜时可发生周期性血尿；身体其他部位发生子宫内膜异位种植和生长时，均在病变部位出现周期性疼痛、出血或肿块增大。如果卵巢子宫内膜异位囊肿发生破裂，可出现急性腹痛的症状，多发生于经期前后。

2. 体征

随着病变部位、范围及程度而有所不同。典型的盆腔内异症表现为子宫粘连，子宫后倾固定，子宫可增大，一般不超过鹅蛋大。子宫一侧或两侧附件处可扪及与子宫相连的不活动囊性肿块。直肠子宫陷凹或子宫骶骨韧带、子宫后壁下段等部位可有不规则的米粒大小至蚕豆大小的硬节，单个或多个，触痛明显。如在阴道、子宫颈或手术瘢痕处见到蓝紫色结节，月经期更为明显，则可确诊。

（二）实验室检查

1. 血清卵巢相关抗原 CA125 值测定

CA125 是一种存在于胚胎体腔上皮、中肾旁管衍生物及其赘生物组织中的一种糖蛋白，能与单克隆抗体 OC125 发生特异性结合。作为一种肿瘤相关抗原，对卵巢癌有一定的诊断价值，在内异症患者中血清 CA125 值可升高，但一般不超过 200 U/mL，且随内异症严重程度的增加，阳性率也上升。其敏感性和特异性都很高，因此对于内异症的诊断有一定的帮助，也可用于监测子宫内膜异位病变活动的情况，同时也可以监测内异症的疗效。

2. 抗子宫内膜抗体（EMAb）

血清 EMAb 的检测为内异症患者诊断及疗效观察的有效检查手段。内异症患者子宫内膜抗体的检测阳性率为 70%~80%。

（三）特殊检查

1.B 超检查

可以根据囊肿 B 超图像的特点诊断卵巢子宫内膜异位囊肿，并确定其位置、大小、形状，发现妇科检查时未扪及的包块。

2. 腹腔镜检查

为诊断子宫内膜异位症的最佳方法，是借助腹腔镜直接窥视盆腔，见到异位病灶即可明确诊断，并可根据镜检情况决定分期，确定治疗方案。

3.X 线检查

可做单独盆腔充气造影、HSG 辅助诊断盆腔内异症。

4.CT 和 MRI 检查

对卵巢、直肠阴道隔、阴道周围、直肠乙状结肠之间子宫内膜异位显示较好。

二、鉴别诊断

（一）卵巢恶性肿瘤

卵巢恶性肿瘤患者一般情况差，病情发展快，常常伴持续性腹痛、腹胀；检查时可扪及盆腔包块，同时常伴有腹水。B 超显示肿瘤为实性或混合性，形态不规则。

（二）盆腔炎性包块

盆腔炎性包块患者多有急性盆腔感染或反复感染发作史，表现为经期疼痛，且平时也有腹部隐痛，常伴发热，抗感染治疗有效。

（三）子宫腺肌病

较内异症，子宫腺肌病患者也有痛经，但疼痛可更剧烈。子宫一般呈均匀性增大，质硬。经期检查，子宫压痛明显；B 超检查，可见子宫肌层内不规则的回声增强。往往与盆腔内异症并存。

（四）直肠癌

直肠癌患者粪便经常带血或便血，且症状不受经期影响，肛诊时手指有血染。但当盆腔子宫内膜异位病情严重时，可侵犯直肠导致直肠狭窄，伴大便坠胀，甚至大便带血，一般症状的出现与月经周期有关，需与直肠癌相鉴别。可行钡剂灌肠或者内镜检查确诊。

（五）妇科、外科急腹症

需与妇科异位妊娠、黄体破裂、卵巢囊肿蒂扭转等相鉴别。同时，也应与外科急性阑尾炎相鉴别。由于目前内异症的发生率不断上升，相应卵巢子宫内膜异位囊肿破裂的发生也成为妇产科临床的一个新问题，如发生破裂应立即进行手术处理。

三、治疗

治疗原则应根据年龄、症状轻重、病变部位及程度、对生育的要求全面考虑，治疗包括非手术治疗、手术治疗、药物与手术联合治疗。

（一）非手术治疗

1. 随访观察

适用于病变轻微、无症状或症状轻微的患者。应定期进行妇科检查，以了解病情变化。

2 药物治疗

1）孕激素疗法

可暂时缓解症状，并防止病情继续发展。常用药物为炔诺酮、甲地孕酮、甲羟孕酮等，自月经周期第 6～25 天服药，每天 4～8 mg，以抑制排卵，连续服用 3～6 个周期。

2）假孕疗法

长期口服大量高效孕激素，辅以大剂量雌激素防止突破性出血以造成类似妊娠的人工闭经，称为假孕疗法。临床上常用高效或长效孕酮类药物，如己酸羟孕酮、甲地孕酮、甲羟孕酮等，并加用一定量的雌激素。如选用炔诺孕酮 0.3 mg/d 和炔雌醇 0.03 mg/d 口服，连续用药 6～12 个月。若出现突破性出血，则可增加剂量。

3）假绝经疗法

口服达那唑，暂时减少卵巢激素的分泌，使子宫内膜萎缩，导致短暂绝经的疗法。达那唑 400～800 mg/d，一般于月经第 1 天开始，持续不间断用药 6 个月。

4）孕三烯酮

孕三烯酮 2.5 mg，每周 2 次，月经第 1 天开始，连服 3～6 个月。

5）他莫昔芬

他莫昔芬 10～20 mg/d，月经第 5 天开始，连服 20 d 为 1 个周期，可连用 3～6 个周期。

6）GnRH-a

使用 GnRH-a 以后，可使病灶萎缩和消失、症状改善等，其制剂种类有多种，但多为皮下和喷鼻给药的短效制剂，如 GnRH-a 100 μg/d，皮下注射，月经周期的第 1 天开始，连续应用 3～6 个月。另外，缓释长效制剂戈舍瑞林 3.6 mg/ 次，月经周期第 1 天皮下注射一针，以后每隔 28 d 再注射一针，共用药 3～6 次。为防止骨质丢失，目前主张用药 3 个月以上者给予反加疗法，即用药同时每天给予戊酸雌二醇 1 mg 或甲羟孕酮 2 mg。

7）米非司酮

主要应用其抗孕激素作用，用药后造成闭经，使病灶萎缩、疼痛缓解，每天 10 mg，连续应用 3 ~ 6 个月。

（二）手术治疗

手术治疗用于药物治疗症状不缓解、局部病变加剧或生育功能未恢复者；卵巢子宫内膜异位囊肿直径 > 5 cm，特别是迫切希望生育者可行手术治疗。根据手术范围不同可分为保留生育功能手术、保留卵巢功能手术和根治性手术三种。

1. 保留生育功能手术

需保留生育功能的年轻患者，可根据病情施行保守性手术，尽量去除病灶，行异位病灶切除或电凝、卵巢子宫内膜异位囊肿剔除手术、输卵管周围粘连分离术、骶前神经切除术等，保留子宫及双侧附件或一侧附件。

第一，腹腔镜手术。在腹腔镜下切除病灶，分离粘连或行子宫内膜异位囊肿穿刺抽液，然后冲洗，注入无水乙醇、孕酮等进行治疗，或行囊肿切除术或附件切除术。

第二，B 超监测下经腹或后穹隆囊肿穿刺抽液，然后冲洗，注入无水乙醇或孕酮。术后继续药物治疗，适用于单纯卵巢子宫内膜异位囊肿，且囊肿直径在 5 cm 以上者。

第三，剖腹手术。适用于粘连广泛、病灶巨大的患者。应在直视下手术，尽量切除病灶，分离粘连，提高生育功能。

2. 保留卵巢功能手术

病变范围广泛，症状严重，无法保留生育功能或无生育需求的患者，年龄在 45 岁以下，行全子宫及盆腔病灶切除术，仅保留一侧卵巢或部分卵巢以维持患者内分泌功能。

3. 根治性手术

对于重症患者，年龄在 45 岁以上或尽管年轻，但由于盆腔病灶广泛，卵巢受累严重，无法保留者，行全子宫及双侧盆腔肉眼可见病灶的切除术。卵巢切除后，即使残留部分病灶，也可逐渐自行萎缩退化。

（三）药物与手术联合治疗

手术治疗前可先用药物治疗 3 ~ 6 个月以使内膜异位灶缩小、软化，使其有可能适当缩小手术范围和有利于手术操作。

手术后还可给予药物治疗 3 ~ 6 个月以使残留子宫内膜异位病灶萎缩退化，降低术后复发率。

第五节　子宫腺肌病

子宫腺肌病也为妇科的常见疾病之一，多发生于 30 ~ 50 岁经产妇。子宫腺肌病的特点为子宫内膜腺体及间质侵入子宫肌层生长，常常与盆腔内异症同时存在。

约半数患者同时合并子宫肌瘤，约 15% 的患者合并内异症。

一、诊断

（一）临床表现

1. 症状

1）痛经

出现继发性的、逐渐加剧的痛经为子宫腺肌病的主要症状，约 30% 可无痛经症状。

2）月经量增多

约 2/3 的患者有月经过多及经期延长。这是由于子宫体积增大。子宫腔内膜面积增加以及子宫肌壁间异位子宫内膜影响子宫肌纤维的收缩所致。

2. 体征

妇科检查时子宫呈均匀性增大或局限性结节，质硬而有压痛，经期压痛更为显著。

（二）辅助检查

1.B 超检查

声像图特点为子宫增大，子宫肌壁回声不均，有多个散在的无回声反射，局限性的子宫腺肌症或子宫腺肌瘤，表现为子宫壁肿块与正常子宫肌层界限不清，病灶多位于子宫后壁。

2.CT、MRI 及子宫输卵管造影

可作为诊断的参考。

二、鉴别诊断

（一）盆腔子宫内膜异位症

患者有痛经，同时在盆腔可扪及包块，子宫正常大小，后倾固定。

（二）子宫肌瘤

一般不伴痛经，子宫增大，结节不平。

（三）功能性子宫出血

不伴痛经，月经不规则，量多或经期过长，但妇科检查子宫无异常。

三、治疗

治疗方法的选择应视患者年龄和症状而定。

（一）非手术治疗

对年轻患者或近绝经期的妇女，若症状轻可行非手术治疗。一般选用能降低体内雌激素水平的药物，如达那唑、孕三烯酮、他莫昔芬、GnRH-a 等，均有一定的治疗效果，其药物的用法、用量可参考盆腔子宫内膜异位症的治疗。由于子宫腺肌病的异位内膜对孕激素缺乏反应，因此用孕激素及假孕疗法治疗效果一般较差。可行对症治疗，减轻疼痛症状，如布洛芬、萘普生等。

（二）手术治疗

对于没有生育需求，且病情严重的患者，行子宫全切术，尽可能保留卵巢。对于年轻并且希望生育的患者，也可考虑病灶切除，但往往由于病灶周围界限不清，使手术无法彻底切除病灶，症状无法完全解除，故术后易复发。

参考文献

[1] 成立红.妇产科疾病临床诊疗进展与实践 [M].昆明：云南科技出版社，2020.

[2] 冯磊，黎佩莹，何满珠，等.新编妇产科疾病手术学 [M].郑州：河南大学出版社，2021.

[3] 付晓丽.妇产科临床诊疗经验 [M].天津：天津科学技术出版社，2020.

[4] 高虹，冯晓红，于克，等.妇产科基础与临床 [M].北京：科学技术文献出版社，2018.

[5] 耿杰.实用妇产科临床进展 [M].北京：世界图书出版公司，2022.

[6] 郝瑞.现代妇产科临床诊疗 [M].北京：科学技术文献出版社，2018.

[7] 胡炳蕾.实用临床妇产科诊疗学 [M].长春：吉林科学技术出版社，2019.

[8] 胡辉权，陈蕾，田甜，等.妇产科疾病诊断与治疗精粹 [M].北京：科学技术文献出版社，2019.

[9] 胡相娟.妇产科疾病诊断与治疗方案 [M].昆明：云南科技出版社，2020.

[10] 蒋秀英.妇产科临床中阴道出血的病因及诊疗措施 [J].实用妇科内分泌电子杂志，2022，9（10）：40-42.

[11] 焦杰.临床妇产科诊治 [M].长春：吉林科学技术出版社，2019.

[12] 焦顺，付晓丽，张大伟，等.临床妇产科疾病诊断与治疗 [M].北京：科学技术文献出版社，2018.

[13] 李红.妇产科诊疗思维与实践 [M].上海：同济大学出版社，2019.

[14] 李洪国.妇产科疾病鉴别诊断与处置 [M].长春：吉林科学技术出版社，2018.

[15] 李佳琳.妇产科疾病诊治要点 [M].北京：中国纺织出版社，2021.

[16] 李建华，陈晓娟，徐成娟，等.现代妇产科诊治处理 [M].北京：科学技术文献出版社，2019.

[17] 李庆丰，郑勤田.妇产科常见疾病临床诊疗路径 [M].北京：人民卫生出版社，2021.

[18] 李瑛，刘琼，李美华，等.妇产科疾病诊断与处置 [M].北京：科学技术文献出版社，2019.

[19] 刘红霞.妇产科疾病诊治理论与实践 [M].昆明：云南科技出版社，2018.

[20] 刘萍，许文静，邵茵，等.现代妇产科疾病诊疗学 [M].郑州：河南大学出版社，2020.

[21] 刘燕燕，杨学兰，李艳梅，等.现代临床妇产科疾病诊治 [M].哈尔滨：黑龙江科学技术出版社，2018.

[22] 史君兰，孙文红.妇产科疾病诊断与治疗 [M].南昌：江西科学技术出版社，2018.

[23] 宋继荣.妇产科基础与临床实践 [M].北京：中国纺织出版社，2022.

[24] 孙会玲.妇产科诊疗技术研究 [M].汕头：汕头大学出版社，2019.

[25] 王新勇.妇产科疾病临床诊疗精粹 [M].上海：上海交通大学出版社，2019.

[26] 王玉梅.临床妇产科诊疗技术 [M].天津：天津科学技术出版社，2018.

[27] 王子莲，周祎.胎儿疾病的诊治进展 [J].中华产科急救电子杂志，2018，7（1）：1-4.

[28] 吴尚青，刘利虹，彭鹏，等.实用妇产科诊断与治疗 [M].北京：科学技术文献出版社，2018.